BEI GRIN MACHT SICH IHR WISSEN BEZAHLT

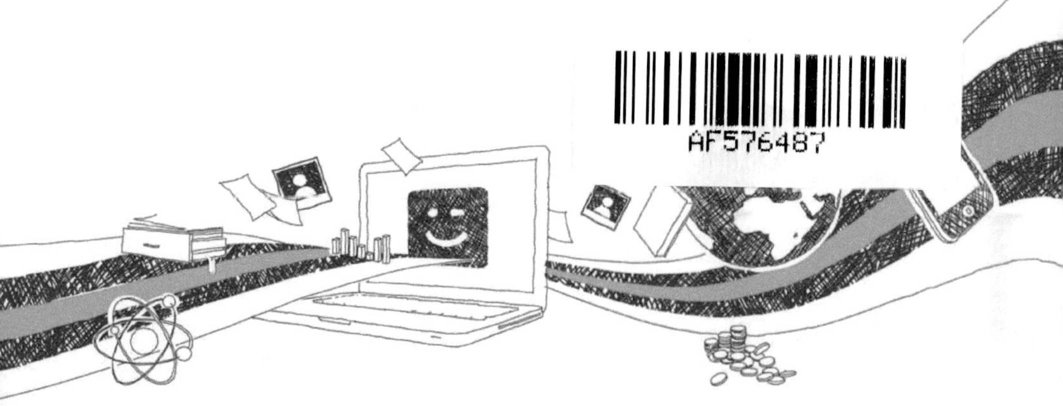

- Wir veröffentlichen Ihre Hausarbeit, Bachelor- und Masterarbeit
- Ihr eigenes eBook und Buch - weltweit in allen wichtigen Shops
- Verdienen Sie an jedem Verkauf

Jetzt bei www.GRIN.com hochladen und kostenlos publizieren

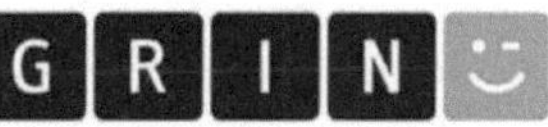

Stefan Roser

Medizinische Versorgungszentren und deren Angliederung an ein Krankenhaus der Zentralversorgung

GRIN Verlag

Bibliografische Information der Deutschen Nationalbibliothek:

Die Deutsche Bibliothek verzeichnet diese Publikation in der Deutschen Nationalbibliografie; detaillierte bibliografische Daten sind im Internet über http://dnb.d-nb.de/ abrufbar.

Impressum:

Druck und Bindung: Books on Demand GmbH, Norderstedt Germany
ISBN: 978-3-640-21647-5

Dieses Buch bei GRIN:

http://www.grin.com/de/e-book/118321/medizinische-versorgungszentren-und-deren-angliederung-an-ein-krankenhaus

GRIN - Your knowledge has value

Medizinische Versorgungszentren und deren Angliederung an ein Krankenhaus der Zentralversorgung

Diplomarbeit für die
Prüfung zum Diplom – Betriebswirt(BA)
im
Ausbildungsbereich Wirtschaft
Fachrichtung Öffentliche Wirtschaft
Gesundheitswesen
der Berufsakademie Mannheim

Abgabetermin:	16. April 2007
Kurs:	WOW04 BVS
Fachrichtung:	Öffentliche Wirtschaft
Name, Vorname:	Roser, Stefan

Abkürzungsverzeichnis

AG	Aktiengesellschaft
AktG	Aktiengesetz
Ärzte-ZV	Zulassungsverordnung für Ärzte
BMGS	Bundesministerium für Gesundheit und Soziales
DDR	Deutsche Demokratische Republik
DRG	Diagnosis Related Group, Diagnose bezogene Fallgruppe
DKG	Deutsche Krankenhausgesellschaft
DKI	Deutsches Krankenhaus Institut
EstG	Einkommensteuergesetz
GbR	Gesellschaft bürgerlichen Rechts
GmbH	Gesellschaft mit beschränkter Haftung
GMG	Gesundheitsmodernisierungsgesetz
GKV	Gesetzliche Krankenversicherung
I.V.	Integrierte Versorgung
KBV	Kassenärztliche Bundesvereinigung
KV	Kassenärztliche Vereinigung
MBO-Ä	Musterberufsordnung für Ärzte
MVZ	Medizinisches Versorgungszentrum
OFD	Oberfinanzdirektion
SGB V	Sozialgesetzbuch Fünftes Buch
VÄndG	Vertragsarztrechtsänderungsgesetz

Abbildungsverzeichnis

1. Einleitung

Die vorliegende Arbeit behandelt das Thema der im Zuge des *Gesetzes zur Modernisierung der Gesetzlichen Krankenversicherung,* kurz *GKV-Modernisierungsgesetz* oder *GMG,* zum 01.01.2004 eingeführten erweiterten Versorgungsform der *Medizinischen Versorgungszentren* (MVZ). Die Intentionen des Gesetzgebers sind ebenso Gegenstand der Betrachtung wie die rechtlichen Aspekte, die der Gründung und dem Betrieb eines MVZ zugrunde liegen.

Der Gesetzgeber hat die ambulante Versorgung der Bevölkerung über die niedergelassenen Ärzte hinaus nun auch für die Medizinischen Versorgungszentren geöffnet. Damit soll die Zielvorgabe, die Effizienz der im Gesundheitswesen eingesetzten Ressourcen zu steigern und für die Patienten eine unkomplizierte Behandlung zu ermöglichen, erreicht werden. Der Umstand, dass diese Form der ambulanten Versorgung noch in den Kinderschuhen steckt, macht die Bearbeitung des Themas einerseits, spannend andererseits aber auch kompliziert, da nur sehr wenige empirische Berichte über bereits gemachte Erfahrungen vorliegen. Darüber hinaus ist dieses Thema, wie viele andere im Gesundheitswesen auch, einem ständigen Prozess unterworfen, im Zuge dessen sich die rechtlichen Rahmenbedingungen fortwährend ändern. Allein seit der Einführung der MVZ zum 01.01.2004 sind mit dem Vertragsarztrechtsänderungsgesetz (VÄndG), der Änderung der (Muster-) Berufsordnung für Ärzte (MBO-Ä) sowie der Änderung der Zulassungsverordnung für Vertragsärzte (Ärzte-ZV) und der Zulassungsverordnung für Vertragszahnärzte (Zahnärzte-ZV) weit reichende Änderungen in Bezug auf die MVZ umgesetzt worden. Mit weiteren Anpassungen ist zu rechnen.

Zunächst soll die grundsätzliche Situation des Gesundheitswesens betrachtet werden, die es nötig macht, eine Änderung in der Versorgung der Bevölkerung vorzunehmen. Die geänderten gesetzlichen Rahmenbedingungen sowie die Entwicklung dieser nicht ganz neuen Form der ambulanten Versorgung sollen den Einstieg in die Thematik erleichtern. Dabei wird sich die Betrachtung aus Gründen des Umfangs und des Themenbezugs auf das zum 01.01.2004 in Kraft getretene GMG beschränken. Darin wurden weit reichende Neuregelungen in vielen Bereichen (z.B. Stärkung der Patientensouveränität, Verbesserung der Qualität der Patientenversorgung, Weiterentwicklung der Versorgungsstrukturen[1]) geschaffen, die zu einer Liberalisierung der Strukturen führte. Der in diesem Gesetz verankerten Regelung zur Weiterentwicklung der Versorgungsstrukturen und damit der Möglichkeit zur Einführung von MVZ soll in dieser Arbeit der Schwerpunkt gewidmet sein. Zur näheren Betrachtung der MVZ werden die für sie charakteristischen Eigenschaften beleuchtet und analysiert. Die einzelnen Kriterien, die ein MVZ erfüllen muss, sowie die im Gesetzestext genannten Bestimmungen

---

[1] Gesetzesentwurf zur Modernisierung der gesetzlichen Krankenversicherung (GKV-Modernisierungsgesetz – GMG) Deutscher Bundestag Drucksache (DS) 15/1525

zu deren Ausgestaltung sind Thema des darauf folgenden Kapitels. Das MVZ soll effizient arbeiten. Um dies den Leistungserbringern zu ermöglichen, stehen den Betreibern eine Reihe von Gestaltungsmöglichkeiten zur Verfügung, deren Betrachtung Hauptbestandteil des anschließenden Abschnitts sein wird. Im Zuge dessen wird auch die steuerliche Behandlung der MVZ Thema sein, obgleich sie aufgrund der Komplexität des Steuerdschungels nicht erschöpfend betrachtet werden kann. Im letzten Abschnitt wird anhand eines Beispiels die Einführung eines MVZ betrachtet, um so die zuvor gemachten Ausführungen auf eine konkrete Problemstellung anzuwenden.

2. Entwicklungen im Gesundheitswesen

In diesem Kapitel wird der Zustand des Gesundheitswesens in Deutschland sowie dessen Entwicklung in den letzten Jahren dargestellt. Insbesondere wird das GMG, mit dem die MVZ als zusätzliche Versorgungsform zum 01.01.2004 zugelassen worden sind, dargestellt. Die Entstehungsgeschichte der MVZ, beginnend in der ehemaligen Deutschen Demokratischen Republik (DDR) bis zur Einführung mit dem GMG ist ebenso Inhalt des Kapitels.

2.1 Grundproblematik des Gesundheitswesens

Das Gesundheitssystem in Deutschland ist in einer sich immer weiter zuspitzenden Krise. Durch die konstant steigenden Ausgaben einerseits und den, wenn überhaupt nur geringen Zuwächsen auf der Finanzierungsseite andererseits, entsteht ein großes Spannungsfeld. Der demografische Wandel, verursacht durch die sinkende Geburtenrate und die steigende Lebenserwartung, verstärkt den Druck auf das System zusätzlich. Des Weiteren intensivieren die zunehmenden chronischen Erkrankungen, wie Diabetes mellitus oder Hypertonie und die steigende Multimorbidität im Alter, die finanziellen Folgen der gestiegenen Lebenserwartung für die Bevölkerung[2]. Insgesamt sind die Ausgaben der gesetzlichen Krankenversicherung (GKV) in den letzten Jahren stark angestiegen. Allein in den Jahren von 1999 bis 2005 musste das Budget um 11 Mrd. € auf 134,81 Mrd. € aufgestockt werden. Die Krankenhäuser trugen einen erheblichen Teil zu dieser Entwicklung bei. Die Zahl der hauptberuflich beschäftigten Krankenhausärzte ist in den Jahren 1991 bis 2004 um 37 % auf 4.356, die Zahl der Pflegekräfte im Krankenhaus im gleichen Zeitraum um 8 % auf 50.640 gestiegen. Gleichzeitig verringerte sich der Auslastungsgrad der Krankenhausbetten um 8%, bedingt durch die niedrigere Zahl von Pflegetagen, was zu immer höheren Kosten pro Patient und Behandlungstag führte. Zwar stieg die Fallzahl um knapp 310.000 an, aber die um rund 4,8% gesunkene Verweildauer führte zu immer grösseren Ineffizienzen[3].

Neue Behandlungsformen mit Schwerpunkt im ambulanten Sektor sollten diese Entwicklung dämpfen und die Kosten allgemein reduzieren. Im Zuge dessen sind in den vergangenen Jahren viele kleine Krankenhäuser geschlossen und an größeren Standorten konzentriert worden. Diese Entwicklung wird weiter anhalten, so die Autoren PELLETER/SOHN/SCHÖFFSKI. Um das Ziel der Kostensenkung weiter zu verfolgen, ist es notwendig, die Krankenhauskapazitäten weiter zu verringern und nicht nur Betten abzubauen, sondern ganze Einrichtungen zu schließen.[4] Für die Krankenhäuser stellte sich durch diese

[2] Pelleter, Sohn, Schöffski 2005 S. 21 f
[3] Statistik der Deutschen Krankenhausgesellschaft (DKG)
[4] Baumann Statistisches Landesamt B-W

Entwicklung verstärkt die Frage, was mit den freigewordenen Kapazitäten geschehen sollte. Andere Möglichkeiten bestanden darin, die Kapazitäten dahingehend auszunutzen, um gezielt Wahlleistungen in Form von Doppel- oder Einzelzimmern anbieten zu können und damit Einnahmenerhöhungen zu erzielen. Oftmals bleibt jedoch nur der verlustträchtige Verkauf der Objekte.

Die Politik versuchte die Problematik der Kostenexplosion schon mit dem zum 01.01.2004 in Kraft getretenen GKV-Modernisierungsgesetz zu lösen. Zwar gab es schon in den letzten 30 Jahren zahlreiche Reformen und Reformansätze, um dieser Problematik Herr zu werden. Ziel dieser Reform war es, das Missverhältnis zwischen den Ausgaben der gesetzlichen Krankenversicherung und den Beitragseinnahmen der Versicherten auszugleichen. Zentrale Inhalte waren neben der Erhöhung der ***Patientensouveränität*** und der ***Verbesserung der Qualität der Versorgung*** vor allem die ***Weiterentwicklung der Versorgungsstrukturen***.[5] Mit der Einführung der hausarztzentrierten Versorgung, in Verbindung mit der Praxisgebühr, sollte die Funktion des Hausarztes als Lotse zwischen den verschiedenen Fachärzten gestärkt und damit dem zunehmenden „Ärztetourismus“ Einhalt geboten werden. Als weiterer wichtiger Punkt wurde die Möglichkeit für Krankenhäuser geschaffen, teilweise an der ambulanten Versorgung teilzunehmen. Dies zunächst mit der schon im Jahre 2000 eingeführten und zum 01.01.2004 erweiterten Möglichkeit zur integrierten Versorgung (IV)[6], aber nun vor allem mit der Einrichtung von MVZ. Damit sollte sowohl den stationären als auch den niedergelassenen Leistungserbringern ermöglicht werden, verstärkt beziehungsweise effizienter an der ambulanten Vertrags(zahn)ärztlichen Versorgung teilzunehmen.

---

[5] Gesetzesentwurf zum GMG Deutscher Bundestag DS 15/1525

[6] Die Integrierte Versorgung ist eine "sektorenübergreifende" Versorgungsform. Sie fördert eine stärkere Vernetzung der verschiedenen Fachdisziplinen und Sektoren (Hausärzte, Fachärzte, Krankenhäuser, Rehabilitationseinrichtungen), um die Qualität der Patientenversorgung zu verbessern und gleichzeitig die Gesundheitskosten zu senken.

Trotz der Zielsetzung der Politik, die Behandlung von Patienten zunehmend in den ambulanten Sektor zu überführen, liegen die Zahlungen der GKV an die Krankenhäuser mit 48,9 Mrd. € und damit rund einem Drittel (33,9 %) der Gesamtausgaben in Höhe von 143,8 Mrd. € immer noch an erster Stelle. Darauf folgen die Ausgaben für Arzneimittel mit 23,6 Mrd. € (16,4 %). Die Ausgaben für Ärzte (=ambulante Versorgung) stehen mit 23,0 Mrd. € (16 %) erst an Dritter Stelle.[7]

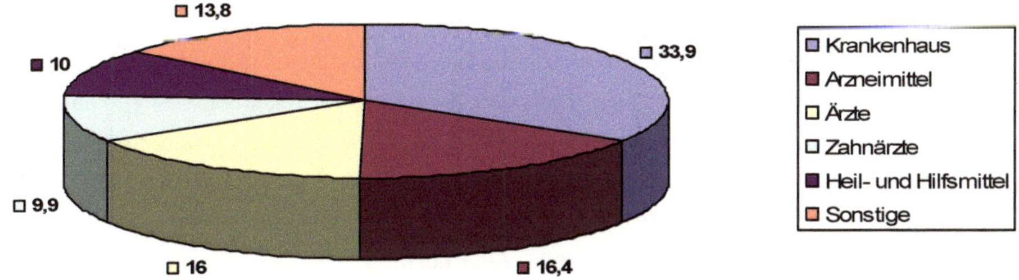

Abbildung 2 Ausgaben der GKV 2005 (Quelle: KBV)

2.2 Wirtschaftspolitische Entwicklung

Aufgrund der oben genannten Situation war der Gesetzgeber gezwungen, die konstant steigenden Kosten im Gesundheitssektor durch staatliche Reglementierungen zu dämpfen. Dabei zielten die Gesetze darauf ab, den Wettbewerb im Gesundheitssystem zu verstärken und so die Wirtschaftlichkeit der Teilnehmer am System zu fördern. Die damit erreichten Einsparungen auf der Ausgabenseite sollten insbesondere dazu beitragen, § 71 SGB V einzuhalten. Demnach haben sich die Vertragsparteien (Krankenkassen und Leistungserbringer) dazu verpflichtet, die Vergütung so zu gestalten, dass Beitragserhöhungen der GKV ausgeschlossen werden. Die Weiterentwicklung des Wettbewerbs erfolgte insbesondere vor dem Hintergrund der in den letzten Jahren erfolgten Steigerungen des Beitrags zur GKV von 12,20 % im Jahr 1991 bis zum Höchststand im Jahr 2003 mit durchschnittlich 14,35 %.[8]

[7] Quelle: Kassenärztliche Bundesvereinigung Stand 2005
[8] GKV-Statistik KM1 Stand: 18.09.2006

Die ersten Gesetzesänderungen wurden schon 1973 in Form des Krankenhausfinanzierungsgesetzes eingeführt. Es folgten eine ganze Reihe weiterer Gesetze, mit denen mehr Wirtschaftlichkeit in der Gesundheitsversorgung erreicht werden sollte. An dieser Stelle soll lediglich auf das Gesetz zur Modernisierung der gesetzlichen Krankenversicherung eingegangen werden, das am 01.01.2004 in Kraft trat und dem die Möglichkeit der Einführung neuer Versorgungsformen zugrunde liegt.

Mit der im Zuge des GMG eingeführten Weiterentwicklung der Versorgungsstrukturen wurde der allgemeine Trend der letzten Jahre hin zur ambulanten Versorgung fortgesetzt. Durch den medizinischen Fortschritt innerhalb der letzten 10 Jahre ist es möglich geworden, immer mehr, bisher stationär zu erbringende, medizinische Leistungen ambulant durchzuführen. Die Politik trug dieser Entwicklung Rechnung, indem mit der Änderung des § 115b SGB V den Krankenhäusern gestattet wurde, verstärkt an der ambulanten Versorgung teilzunehmen. Seit dem Jahr 2000 erhöhten sich die Ausgaben der GKV für ambulante Operationen im Krankenhaus gemäß Definition in § 115b SGB V um knapp das Vierfache von 105,94 Mio. € auf 400,26 Mio. € im Jahre 2005. Aber auch die Ausgaben der GKV für ambulante Operationen im niedergelassenen Bereich sind in den vergangenen sechs Jahren um rund ein Drittel von 665,74 Mio. € auf 988,67 Mio. € angestiegen[9]. Speziell mit der Änderung des § 95 SGB V, mit dem die MVZ ab dem 01.01.2004 zur Teilnahme an der ambulanten vertrags(zahn)ärztlichen Versorgung zugelassen sind, soll den niedergelassenen Leistungserbringern die Möglichkeit gegeben werden, ihre Kompetenzen zu bündeln und somit eine Versorgung „aus einer Hand“ anzubieten.[10] Durch den Einsatz geeigneter Organisationsformen und Managementstrukturen sollen sowohl die Kosten gesenkt, als auch die Qualität der medizinischen Versorgung erhöht werden.

2.3 Entstehungsgeschichte der MVZ

Die MVZ, wie sie im Zuge des GMG zum 01.01.2004 zugelassen worden waren, sind keine Erfindung der „Großen Koalition“ oder einer anderen Regierung, die sich in den letzten Jahren mit der Reform des Gesundheitswesens beschäftigt hat. Sie sind vielmehr eine Form der ambulanten Patientenversorgung, die sich in der ehemaligen DDR unter dem Begriff „Polikliniken“ großer Beliebtheit erfreute. Seit 1947 haben sich in jeder größeren Stadt der DDR eine Poliklinik und in jeder kleineren Stadt ein so genanntes „Ambulatorium“ gebildet.[11] Als Teil der medizinischen Grundversorgung sind in der ehemaligen DDR auf diese Weise rund

[9] BMGS
[10] Gesetzesentwurf zum GMG Deutscher Bundestag DS 15/1525
[11] Altendorfer, Jensch, Merk 2004

1.650 Polikliniken entstanden. Die politische Wende (1990) überlebten dagegen lediglich ca. 50 Stück, die meisten davon im Großraum Berlin sowie in Brandenburg. Diese Überbleibsel erhielten im Einigungsvertrag vom 31. August 1990[12] einen Bestandsschutz, der ihnen die Existenz sichern sollte, wenn auch für zunächst nur 5 Jahre. Durch diese zeitliche Einschränkung war die Entwicklungsperspektive dieser Einrichtungen erheblich eingeschränkt. Die Regelungen für solche fachübergreifenden Ambulanzen im neuen Bundesgebiet fanden sich im § 311 SGB V, weswegen sie auch „311er Einrichtungen" genannt wurden. Nach der Wende wurden die allermeisten Polikliniken geschlossen, oder in Ärztehäuser umgewandelt.[13]

Auch im skandinavischen Raum, vor allem aber in Finnland, finden sich ambulante Einrichtungen, die der Bevölkerung eine fachübergreifende Versorgung unter einem Dach anbieten. Aufgrund der völlig unterschiedlichen Form der Organisation und der Rahmenbedingungen eignen sich weder die einen noch die anderen als Vergleich zu den nun eingerichteten MVZ. Die Polikliniken in der DDR waren Teil eines planwirtschaftlich organisierten Staates und somit völlig anderen Reglementierungen unterworfen. Auch die bis zum Jahre 2003 übrig gebliebenen *311er Einrichtungen* und jetzt „pro forma MVZ" eignen sich kaum als Vergleich, da in den 18 noch existierenden MVZ in Sachsen insgesamt nur 26 Ärzte beschäftigt waren. Damit konnten sie dem Kriterium „fachübergreifend" nicht gerecht werden.[14] Die in Finnland etablierten 178 so genannten „health centers" entsprechen zwar meist diesem Kriterium, sind aber nicht in ein weitgehend zentral organisiertes System wie die GKV integriert. Dadurch kommt es sowohl zu einer uneinheitlichen Abdeckung des medizinischen Leistingsspektrums als auch zu einer individuellen Konstellation vor Ort.[15] Die MVZ in Skandinavien orientieren sich stark am Bedarf vor Ort, so dass es in ländlichen Gebieten durchaus zu längeren Anfahrtszeiten kommen kann, um eine Behandlung in einer bestimmten Fachdisziplin zu erhalten. In Deutschland würde dies einer Unterversorgung der Bevölkerung entsprechen. Dieser unausgeglichenen Struktur stehen in Deutschland neben dem Gesamtkonzept der für jeden im gleichen Maße zur Verfügung stehenden medizinischen Versorgung auch die kassenärztlichen Vereinigungen (KV´en) entgegen, denen daran gelegen ist, eine möglichst homogene Struktur zu schaffen und beizubehalten.

[12] BGBl. II 1990, S. 885
[13] Martin Franke, evangelischer Pressedienst „311er Einrichtung Bestandsschutz"
[14] Pelleter,Sohn Schöffski 2005
[15] ebenda

Mit dem Inkrafttreten des GMG am 01.01.2004 und der damit verbundenen Weiterentwicklung der Versorgungsstrukturen, im Rahmen dessen § 95 SGB V geändert wurde, hat die Begründerin dieser Reform, die damalige Gesundheitsministerin Ulla Schmidt (SPD), die MVZ wieder als Teil der ambulanten Versorgung etabliert.

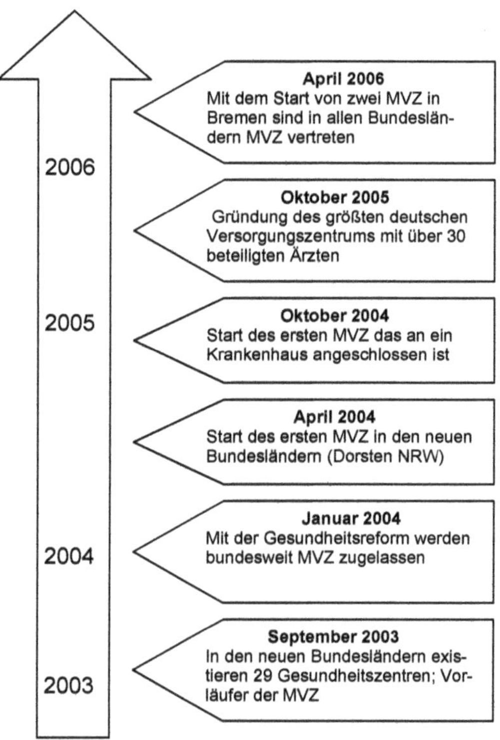

Abbildung 2 Entwicklung der MVZ Quelle: Bundesministerium für Gesundheit

3. Charakterisierung des Medizinischen Versorgungszentrums

In diesem Kapitel sollen die wesentlichen Eigenschaften eines MVZ aus verschiedenen Gesichtspunkten beleuchtet werden. Aus praktischer Sicht ergeben sich einige Aspekte, die dem theoretischen Wortlaut des Gesetzestextes nicht ohne Weiteres zugeordnet werden können. Die Unterschiede zu den bisherigen Versorgungsstrukturen in Form von Praxisgemeinschaften und Gemeinschaftspraxen sollen ebenfalls dargestellt werden.

3.1 Definition nach § 95 SGB V

Der Begriff der MVZ ist in § 95 Abs. 1 SGB V niedergeschrieben und soll hier als Basis wiedergegeben werden.

An der vertragsärztlichen Versorgung nehmen zugelassene Ärzte und zugelassene medizinische Versorgungszentren sowie ermächtigte Ärzte und ermächtigte ärztlich geleitete Einrichtungen teil. Medizinische Versorgungszentren sind fachübergreifende, ärztlich geleitete Einrichtungen, in denen Ärzte, die in das Arztregister nach Absatz 2 Satz 3 Nr. 1 eingetragen sind, als Angestellte oder Vertragsärzte tätig sind. Die medizinischen Versorgungszentren können sich aller zulässigen Organisationsformen bedienen; sie können von den Leistungserbringern, die auf Grund von Zulassung, Ermächtigung oder Vertrag an der medizinischen Versorgung der Versicherten teilnehmen, gegründet werden. Die Zulassung erfolgt für den Ort der Niederlassung als Arzt oder den Ort der Niederlassung als medizinisches Versorgungszentrum (Vertragsarztsitz)[16].

Zu den Kernaussagen dieser Legaldefinition zählen neben der Möglichkeit zur freien Wahl der Organisationsform vor allem die Begriffe „fachübergreifend" und „ärztlich geleitet". Darüber hinaus darf ein MVZ gemäß § 95 Abs. 1 Satz 3 SGB V nur von Leistungserbringern, die aufgrund von Zulassung, Ermächtigung oder Vertrag zur medizinischen Versorgung der Versicherten berechtigt sind, gegründet werden. Zu den weiteren Gründungskriterien siehe Kapitel 4.

Das von der Gesundheitsministerin ausgegeben Motto für die MVZ lautet „Versorgung aus einer Hand".[17] Dabei steht im Vordergrund die Vernetzung verschiedener ärztlicher Fachrichtungen, um eine optimale Abstimmung diagnostischer und therapeutischer Maßnahmen institutionell zu garantieren.[18] Ärzte und Ärztinnen verschiedener Fachgebiete sollen unter einem Dach zusammen arbeiten und so eine optimale Versorgung der Patienten sicherstellen. Doch nicht nur die ärztlichen Berufsgruppen sollen in diesem Sinne zu einer verbesserten Versorgung der Patienten beitragen, sondern auch die anderen Gesundheitsfachberufe sind durch eine enge Kooperation mit den Ärzten in der Lage, qualitätsgefährdende Schnittstellen zu überwinden.[19] Zusammen mit anderen, nicht-ärztlichen Leistungserbringern besteht so die Möglichkeit, ein Zentrum zu bilden, in dem alle Produkte und Leistungen erhältlich sind, die zu einer erfolgreichen, effizienten und kostengünstigen Behandlung erforderlich sind. Synergieeffekte dieser Zusammenarbeit führen einerseits zu effizienteren Behandlungsabläufen im Sinne der Patienten und andererseits zu einer effizienteren Ausnutzung der einge-

---

[16] §95 Abs.1 SGB V
[17] Gesetzesentwurf zum GMG Deutscher Bundestag DS 15/1525 2003 S. 74
[18] „Das Krankenhaus" 08/04 S 605
[19] a.a.O

setzten Ressourcen[20]. Damit soll den Patienten eine ganzheitliche Versorgung geboten und somit verhindert werden, dass lange Wege von Arzt zu Arzt notwendig werden, was die Behandlung unnötig zeitaufwendig macht. Insbesondere für ältere Patienten ist jeder Gang zum Arzt mangels Mobilität mit Schwierigkeiten verbunden; bisweilen gar teuer für die Solidargemeinschaft, da die Fahrt zur Behandlungen bei immobilen Patienten mit einem qualifizierten Transportmittel erfolgen muss, was wiederum Kosten für die GKV verursacht. Außerdem entstehen aufgrund der mangelnden Koordination der beteiligten Ärzte Doppeluntersuchungen, welche zu Lasten des Wohlbefindens der Patienten sowie des Budgets der Versicherungen erfolgen.

Ein weiterer wesentlicher Punkt eines MVZ ist das Kriterium der ärztlichen Leitung[21]. Entscheidend hierbei ist, dass alle medizinischen Entscheidungsbefugnisse in letzter Instanz eines Arztes oder mehrerer Ärzte unterliegen. Darüber hinaus ist die ärztliche Leitung für die Sicherstellung und Wahrnehmung der vertragsärztlichen Pflichten verantwortlich, ferner fungiert sie in Vertretung des MVZ als Ansprechpartner gegenüber der jeweils zuständigen Kassenärztlichen Vereinigung (KV).[22]

3.2 Begriffsbestimmungen MVZ

Die im Gesetzestext genannten Kriterien, denen ein MVZ genügen muss, sind nicht eindeutig bestimmt. Es gibt verschiedene Auffassungen über die jeweilige Bedeutung der Begriffe, so dass eine nähere Betrachtung der charakteristischen Begriffe des MVZ notwendig wird. Insbesondere die beiden wesentlichen Merkmale bedürfen einer genauen Definition.

3.2.1 Merkmal „fachübergreifend“

Der Begriff ist seit In-Kraft-Treten des Vertragsarztrechtsänderungsgesetzes (VÄndG) zum 01.01.2007 hinlänglich bestimmt. Da die MVZ jedoch bereits seit 2004 für die vertragsärztliche Versorgung zugelassnen sind, sollen die bis zur Einführung des VÄndG 2007 entstandenen Diskussionen hier dennoch behandelt werden.

Das Merkmal „fachübergreifend“ hat zur Folge, dass die Leistungen unterschiedlichen ärztlichen Spezialgebieten zuzuordnen sind[23]. Daraus folgt, dass mindestens zwei Ärzte aus verschiedenen Fachgebieten beteiligt sein müssen. Eine Kooperation von einem Facharzt und

---

[20] Das Krankenhaus 08/04 S. 605
[21] § 95 Abs. 1 Satz 1
[22] Pelleter, Sohn, Schöffski 2005
[23] „Das Krankenhaus“ 08/04

einem nichtärztlichen Leistungserbringer, wie etwa einem Orthopädietechniker, erfüllen dieses Kriterium zweifellos nicht. Des Weiteren steht fest, dass die Hausarzt/Facharzt-Trennung auch im MVZ entsprechend gilt.[24] Ob allerdings bei einer Kooperation verschiedener Ärzte desselben Fachgebiets mit unterschiedlichen Schwerpunkten, z.B. eines Kardiologen mit einem Angiologen, von einer fachübergreifenden Zusammenarbeit gesprochen werden kann, ist dagegen umstritten.[25] Eine Unterscheidung nur nach Fachgebieten sei jedoch weder plausibel noch zeitgerecht, so die Autoren JENSCH/ALTENDORFER/MERK. Der Gesetzestext spricht lediglich von „fachübergreifend". Hätte sich die gesetzgeberische Intention streng auf die Trennung der unterschiedlichen Fachgebiete bezogen, so wäre der Begriff „fachgebietsübergreifend" sachgerechter gewesen.[26] Bedarfsplanungsrechtlich haben die Schwerpunkte keinerlei Bedeutung, weswegen bis vor kurzem davon auszugehen war, dass unterschiedliche Schwerpunkte das Merkmal „fachübergreifend" nicht erfüllen.[27] Bisher wurde davon ausgegangen, dass Fachgebieten, die Gegenstand der Bedarfsplanung sind, der bedarfsplanungsrechtliche Begriff der Arztgruppe zugrunde zu legen ist, um die Konstellation des Fachübergreifend-Tätigwerdens zu bewerten. Für Fachgebiete, welche nicht Gegenstand der Bedarfsplanungsrichtlinien sind, werden die in der Weiterbildungsordnung genannten Fachgebiete als eigenständige Fächer angesehen.[28]

Für eine endgültige Klarstellung des Begriffs „fachübergreifend" sorgte in jüngster Vergangenheit das zum 01.01.2007 In-Kraft-getretene VÄndG. Demnach ist eine Einrichtung künftig bereits dann fachübergreifend, wenn in ihr Ärzte mit verschiedenen Facharztbezeichnungen tätig sind. Die Änderungen stellen klar, dass alle möglichen Kombinationen verschiedener Facharzt- oder Schwerpunktbezeichnungen das Tatbestandsmerkmal „fachübergreifend" erfüllen.[29] Dies gilt allerdings nicht für Ärzte mit verschiedenen Facharztbezeichnungen, die gemäß § 101 Abs. 5 SGB V den Hausärzten zuzuordnen sind, da diese nach Ansicht des Gesetzgebers denselben Versorgungsbereich abdecken.[30] So ist die Zusammenarbeit eines Allgemeinarztes mit einem Hausarztinternisten nach wie vor ausgeschlossen. Hierzu ist anzumerken, dass ein Arzt mit Doppelzulassung die Anforderungen nicht erfüllt, da der Gesetzestext von *Leistungserbringern* spricht und somit mindestens zwei Ärzte tätig sein müssen. Mit dieser Klarstellung fällt eine rechtliche Grauzone weg, welche in der Vergangenheit, mitunter zu einer verhaltenen Bereitschaft der Ärzteschaft bezüglich der Neugründung von MVZ beigetragen hatte.

---

[24] KBV 2006
[25] Pelleter , Sohn, Schöffski 2005
[26] Altendorfer, Jensch, Merk, 2004
[27] Das Krankenhaus 08/04 S. 606
[28] KBV 2006
[29] Orlowski, Halbe, Karch 2007
[30] DKG 2006

3.2.2 Merkmal „ärztlich geleitet“

Das SGB V sieht in § 95 Abs. 2 -alt- vor, dass MVZ ärztlich geleitet sein müssen. Ziel dieser Regelung war es, jegliche medizinische Entscheidungsbefugnis in letzter Instanz von einem Mediziner absegnen zu lassen, um somit zu verhindern, dass Interessen, die im Widerspruch zu dem Versorgungsauftrag des MVZ stehen, die Medizinischen überwiegen. In Anlehnung an die Aufgaben eines ärztlichen Direktors in einem Krankenhaus reichen die Aufgaben des Leiters eines MVZ von der Gewährleistung des förderlichen Zusammenwirkens der im MVZ tätigen Leistungserbringer über die Einhaltung der Hygienevorschriften bis hin zur Sicherstellung der medizinischen Dokumentation, des Stellenplans und des Sachbedarfs.[31] Letztlich obliegt ihm auch die Fachaufsicht über die medizinischen Heil- und Hilfsberufe. In der Praxis ist jedoch mit gewissen Einschränkungen dieser Entscheidungskompetenz zu rechnen, insbesondere wenn es um die individuelle Einflussnahme von Entscheidungen eines angestellten Arztes oder um Fachkompetenzüberschreitungen bei nichtärztlichen Leistungserbringern geht.[32] Die Position des ärztlichen Leiters kann auf mehrere, im MVZ beschäftigte Ärzte aufgeteilt werden. Hintergrund dieser Regelungen ist, wie auch bei der Einschränkung der Gründungsberechtigten, die medizinischen Interessen allen voran zu stellen und damit zu verhindern, dass insbesondere wirtschaftliche Interessen, die bei Einsetzung eines klassischen Geschäftsführers in den Fokus rücken würden, den Medizinischen vorrangig sind. Die Einrichtung eines kaufmännischen Leiters bleibt unabhängig hiervon empfehlenswert und je nach Größe und Rechtsform auch obligatorisch.[33] Dass insbesondere bei der Rechtsform der GmbH der ärztliche Leiter angestellt sein muss und demnach dem Weisungsrecht des Arbeitgebers unterliegt, lässt Raum für Spekulationen, nach denen der ärztliche Leiter nicht uneingeschränkter Alleinherrscher sein wird. Darüber hinaus besteht für die GmbH die Möglichkeit, einen entsprechenden, loyalen ärztlichen Leiter einzusetzen, um auf diese Weise ihre Interessen vertreten zu lassen.

Nach dem VÄndG ist nun auch eine kooperative, ärztliche Leitung des MVZ möglich, wenn in ihm unterschiedliche Berufsgruppen tätig sind. Die Leitung eines Psychotherapeuten bleibt dagegen weiterhin ausgeschlossen.[34] Im Klartext bedeutet dies, dass in einem sich aus Zahnärzten und Ärzten zusammensetzenden MVZ die Leitung von beiden übernommen werden kann.

---

[31] vgl. Altendorfer, Jensch, Merk 2004
[32] vgl. Pelleter Sohn Schöffski 2005
[33] GmbHG § 6, I
[34] Orlowski Halbe Karch 2007 S. 89

3.3 Abgrenzung zu Praxisgemeinschaften und Gemeinschaftspraxen

Mit Ergänzung des § 95 Abs. 1 Satz 2 SGB V, wonach an der medizinischen Versorgung durch MVZ neben angestellten Ärzten nun auch Vertragsärzte teilnehmen dürfen, ergibt sich eine Diskussion dahingehend, in welcher Art und Weise die beteiligten Ärzte ihre Leistungen gegenüber der Krankenkasse abrechnen dürfen.

3.3.1 Praxisgemeinschaft

Bei einer Praxisgemeinschaft handelt es sich um einen Zusammenschluss mehrerer Vertragsärzte unterschiedlichen oder desselben Fachgebiets. Vornehmliches Ziel hierbei ist es, durch gemeinsame Nutzung von Ressourcen (Geräte, Räumlichkeiten und Personal) die Kosten zu senken.[35] Die originäre Tätigkeit des einzelnen Arztes bleibt von dieser Kooperation unberührt, das heißt jeder Arzt führt in den gemeinsam genutzten Räumen seine eigene Praxis und rechnet demzufolge unabhängig und getrennt von seinem Partner gegenüber der KV ab.[36]

3.3.2 Gemeinschaftspraxis

Die Gemeinschaftspraxis bezeichnet den Zusammenschluss mehrer Ärzte des gleichen oder ähnlichen Fachgebietes. Über die gemeinsame Nutzung von Praxisräumen und Praxiseinrichtungen tritt die gemeinschaftliche Behandlung von Patienten. Im Gegensatz zur Praxisgemeinschaft kann die Gemeinschaftspraxis als <u>eine</u> Praxis angesehen werden,[37] die im Abrechnungsverhältnis zur Kassen(zahn)ärztlichen Vereinigung als eine wirtschaftliche Einheit behandelt wird.[38] Zwischen dem Patienten und den an der Gemeinschaftspraxis beteiligten Ärzten entsteht im Gegensatz zur Praxisgemeinschaft ein gesamtschuldnerisches Rechtsverhältnis. Während in der Praxisgemeinschaft lediglich der behandelnde Arzt bei eventuellem Haftungseintritt in Regress genommen werden kann, haften in der Gemeinschaftspraxis die beteiligten Ärzte gesamtschuldnerisch.[39]

Nicht zuletzt aus dieser Tatsache heraus entsteht ein Diskussionsbedarf, ob die im MVZ tätigen Ärzte ihre Leistungen jeweils einzeln und unabhängig voneinander erbringen – analog der Praxisgemeinschaft – oder aber, ob sie gemäß der Verfahrensweise einer Gemeinschaftspraxis eine Leistungserbringergemeinschaft darstellen, die ihre Leistungen grundsätz-

[35] AOK Bundesverband
[36] Altendorfer, Jensch Merk 2004 S. 23
[37] a.a.O.
[38] AOK Bundesverband
[39] Altendorfer Jensch Merk 2004 S.23

lich gemeinschaftlich erbringen.[40] Seit der Aufnahme der Vertragsärzte in die MVZ verschärft sich die Diskussion, da dem Gesetzestext nicht entnommen werden kann, inwieweit die Zulassung des einzelnen, im MVZ tätigen Vertragsarztes, durch die Anstellungsgenehmigung eines MVZ sowie die Zulassung des MVZ selbst beeinflusst wird. Dies kann insbesondere bei Abrechnungsfragen zu Abgrenzungsproblemen führen.

Nach einhelliger Meinung der Literatur ist der Betreiber eines MVZ sowie alle seine bei ihm tätigen Ärzte als Leistungserbringereinheit anzusehen, die ihre Leistungen gemeinschaftlich erbringen und auch abrechnen, ohne dass hierdurch ihre persönlich Zulassung in Frage zu stellen wäre.[41] Als Beleg hierfür kann neben der Tatsache, dass in § 95 Abs. 3 Satz 2 SGB V der *Träger* eines MVZ - und nicht die in ihm tätigen Ärzte - zur Teilnahme an der Vertragsärztlichen Versorgung berechtigt ist, auch die Absicht des Gesetzgebers gelten, wonach durch die Einrichtung von MVZ eine Form der Versorgung geschaffen werden soll, deren Vorzüge sich nicht zuletzt aus dem Abbau von bürokratischen Hürden ergeben.[42] Als weiterer Beleg gilt die in der Gesetzesbegründung geäußerte Absicht, die erbrachten Leistungen zunehmend zu Leistungskomplexen und Fallpauschalen zusammenzufassen.[43] Dies ist jedoch nur dann möglich, wenn es den beteiligten Ärzten ohne finanzielle Nachteile erlaubt ist, Patienten gemeinschaftlich zu behandeln.

3.4 Sicht der Krankenhäuser

Aus Sicht der Krankenhäuser ist die Erfüllung dieser Kriterien technisch kein Problem. Ein Krankenhaus ist per Definition fachübergreifend organisiert und kann problemlos eine ärztliche Leitung einsetzen. Mit der im VÄndG geschaffenen Möglichkeit der Teilzulassung für Ärzte wird die Möglichkeit der Krankenhäuser, ein MVZ unter ihrer Beteiligung zu führen, noch attraktiver. Damit ergibt sich die Möglichkeit, einen Chefarzt mit einer Teilzulassung auszustatten, der hälftig im Krankenhaus sowie im MVZ tätig ist. Wie in den anderen Kooperationsformen können natürlich auch im Krankenhaus die bewährten Vorteile der Personal- und Ressourcenvernetzung angewandt werden. Hinsichtlich des nicht-ärztlichen Personals dürfte es keine Probleme geben, dieses in beiden Einrichtungen einzusetzen. Hier käme, je nach Organisationsform des MVZ, entweder eine Teilzeitbeschäftigung in beiden Einrichtungen in Frage oder aber, falls das MVZ dem Krankenhaus angehört, der Einsatz je nach Bedarf.

---

[40] Baumann S. 2005 122
[41] Zwingel, Preißler 2005 S. 51
[42] Hintergründe zu MVZ BMGS 2006
[43] Gesetzentwurf zum GMG Deutscher Bundestag DS 15/1525 S. 105

Probleme ergeben sich vor allem bei der Frage der Zulassung. In vielen Gebieten Deutschlands herrschen Zulassungsbeschränkungen, so dass es für Krankenhäuser ebenso wie für Ärzte schwierig ist, eine Zulassung für das entsprechende Fachgebiet zu erhalten. (Siehe hierzu Kap. 4.2)

4. Strukturen des Medizinischen Versorgungszentrums

Für das MVZ gelten besondere Regelungen hinsichtlich der Organisationsform. Dies setzt sich auch in den im Folgenden erläuterten Bereichen zu *Gründung* und ***Betrieb*** fort. Zuletzt werden auch die verschiedenen zulässigen Rechtsformen dargestellt.

4.1 Gründungsvoraussetzungen

Der Gesetzgeber hat großes Interesse daran, die medizinischen Interessen an erster Stelle zu setzen. Neben der Voraussetzung der ärztlichen Leitung (vgl. Kap. 3.2.2) ist die Beschränkung der Gründungsberechtigten auf einen bestimmten Bereich von Personen der zweite Schutzmechanismus, um die MVZ von den Einflüssen vorrangig in wirtschaftlichem Interesse handelnder Subjekte fernzuhalten.

4.1.1 Gründer eines MVZ

Der Gesetzgeber bestimmt in § 95 Abs. 1 Satz 3 Halbsatz 2 SGB V, abschließend die Leistungserbringer, die für die Gründung eines MVZ berechtigt sind. Demnach muss es sich dabei um aufgrund von Zulassung, Ermächtigung oder Vertrag an der Versorgung der Versicherten berechtigten Leistungserbringer handeln.

Hierzu gehören:

- Vertragsärzte
- Vertragspsychotherapeuten
- Vertragszahnärzte und ermächtigte Ärzte
- Ermächtigte Krankenhausärzte und /-psychotherapeuten
- Ermächtigte andere Ärzte und Psychotherapeuten
- Krankenhausträger nach § 108 SGB V
- Träger von Einrichtungen gemäß § 311 SGB V
- Ermächtigte Ärzte und Einrichtungen auf der Grundlage des BMV-Ä

- Ermächtigte Träger von Einrichtungen gemäß §§ 117, 118, 119, 119a SGB V
- Vorsorge und Rehabilitationseinrichtungen gem. §§ 111, 111a SGB V
- Heilmittelerbringer gem. § 124 SGB V
- Hilfsmittelerbringer gem. § 126 SGB V
- Apotheken gem. § 129 SGB V
- Leistungserbringer gem. §§ 132a, 132b, 132c SGB V

Diese Aufzählung ist abschließend. Es ist also nicht möglich, dass eine hier nicht aufgelistete natürliche oder juristische Person die Gründung eines MVZ vornimmt.

Diese Auflistung zeigt, dass auch Privatärzte ausgeschlossen sind. Zwar ist es seit dem GMG nach § 13 Abs. 2 SGB V möglich, dass sich Versicherte im Rahmen der Kostenerstattung GKV-Leistungen bei Privatärzten selbst beschaffen, diese werden dadurch aber nicht zu Leistungserbringern im Sinne des (Sach-) Leistungsprinzips der GKV.[44] Das bedeutet, dass es Ärzten ohne Zulassung nicht möglich ist, ein MVZ zu gründen.

Um dem oben genannten Ziel, der Forcierung auf den medizinischen Bereich auch über die Gründungsphase hinaus Rechnung zu tragen, bleiben diese Voraussetzungen auch für den weiteren Betrieb eines MVZ obligat. Dies ist in § 95 Abs. 6 Satz 2 SGB V geregelt, wonach einem MVZ die Zulassung zu entziehen ist, sobald die Gründungsvoraussetzungen nach Abs. 1 Satz 3 SGB V nicht mehr vorliegen. Durch diese Regelung kann es in Einzelfällen zu erheblichen Problemen kommen, wodurch die Existenz des MVZ gefährdet werden kann. Sollte ein Mitbegründer und im MVZ tätiger Vertragsarzt seine Zulassung entweder aufgrund seines Alters oder durch Tod verlieren und somit seine Gründereigenschaft nach § 95 Abs. 1 Satz 3 SGB V verlieren, wird gegen das MVZ ein Zulassungsentziehungsverfahren eingeleitet. Durch entsprechende Klauseln in den Verträgen kann zwar solch drastischen Konsequenzen ein Riegel vorgeschoben werden, doch wird dies versäumt, sieht das SGB V die sofortigen Einleitung eines Zulassungsentziehungsverfahrens und damit das Ende des MVZ vor.

Mit dem VÄndG ist diese Gefahr entschärft, wenn auch nicht völlig gebannt. Dem § 95 Abs. 6 Satz 2 SGB V wurde eine Schonfrist von sechs Monaten eingefügt, wenn ein Gesellschafter eines MVZ an der Versorgung der Versicherten nicht mehr teilnehmen kann. Demnach ist dem MVZ im Falle des Wegfalls einer Gründungseigenschaft vor Entziehung der Zulassung eine Frist von sechs Monaten einzuräumen[45]. Diese Frist ist laut einem Kommentar der

---

[44] Das Krankenhaus 08/2004 S. 605

[45] Deutsche Krankenhaus Gesellschaft – Gesetz zur Änderung des Vertragsarztrechts – Kommentar-2006

Deutschen Krankenhausgesellschaft (DKG) kurz bemessen.[46] Nach ORLOWSKI/HALBE/KRACH sollte jedoch die Nachbesetzung einer freigewordenen Stelle durchaus in dieser angemessenen Frist[47] möglich sein. Es bestehen noch einige Verfahren, mit denen das MVZ einem drohenden Zulassungsentzug begegnen könnte. Stellt das MVZ Ärzte an, kann geprüft werden, ob nicht ein angestellter Arzt, zumindest vorübergehend in die Gründerrolle schlüpfen kann, oder aber, ob die Zusammensetzung der Träger der neuen Situation angepasst werden kann. In allen Fällen besteht bei der zuständigen KV die Möglichkeit, individuelle Vereinbarungen zu treffen. Eine enge Zusammenarbeit mit der KV ist grundsätzlich empfehlenswert, um Unstimmigkeiten erst gar nicht aufkommen zu lassen.

4.1.2 Leistungserbringer im MVZ

Zur Verdeutlichung des Unterschieds zwischen der Gründer- und der Leistungserbringerebene werden im Folgenden einige Kooperationsstile genannt. Die in Kap. 4.1.1 genannten Leistungserbringer sind gründungsberechtigt, müssen aber keineswegs im MVZ tätig sein. So ist es einem Vertragsarzt möglich, mehrere MVZ zu gründen oder mitzubegründen ohne in einem einzigen davon selbst tätig zu sein, darüber hinaus ist es zwei Ärzten des gleichen Faches problemlos möglich, ein MVZ zu gründen soweit sie auf der Leistungserbringerebene das Kriterium „fachübergreifend" sicherstellen, z.B. unter Anstellung eines weiteren Arztes eines anderen Faches. In diesem Sinne ist es den nicht-ärztlichen Leistungserbringern ebenfalls möglich, ein MVZ zu gründen sofern sie das Kriterium der ärztlichen Leitung in Form eines angestellten Arztes erfüllen.

Ebene der Leistungserbringer	Ebene der Gründungsberechtigten
Voraussetzungen: Ärzte mit fachübergreifender Qualifikation	Voraussetzungen: Leistungserbringer gemäß § 95 SGB V (Apotheker, Heil- und Hilfsmittelerbringer, Einzelärzte, Krankenhäuser)

Abbildung 3 Leistungserbringer- Gründerebene Quelle: Eigene Darstellung

[46] Orlowski Halbe Karch 2007 S. 91
[47] DKG a.a.O

4.2 Zulassung eines MVZ

Die Zulassung eines MVZ unterliegt wie die einer jeden anderen Praxis der Bedarfsplanung, die in den Zuständigkeitsbereich der jeweiligen KV fällt. Die KV stellt durch Erhebung von Statistiken und entsprechenden Verhältniszahlen zwischen Bürgern und niedergelassenen Vertragsärzten die bedarfsgerechte Versorgung der Bevölkerung durch zugelassene Ärzte sicher. Ist das Verhältnis von Ärzten zu Bürgern zu groß, wird eine Zulassungssperre für das betreffende Fachgebiet verhängt, dies bedeutet, dass keine weiteren Ärzte in diesem Bezirk zugelassen werden dürfen, bevor die KV nicht eine Änderung des Versorgungsgrades feststellt und den betreffenden Bereich wieder öffnet. Die Feststellung des Versorgungsgrades erfolgt dreimal jährlich durch die KV. Als Besonderheit der MVZ gilt, dass die Zulassung nicht für jeden im MVZ tätigen Arzt erfolgt, sondern als Institutszulassung. Das bedeutet, nicht die in ihm arbeitenden Ärzte erhalten eine Zulassung, sondern das MVZ selbst. Die Zulassung muss dann auf die im MVZ arbeitenden Ärzte aufgeteilt werden; hierbei besteht die Möglichkeit, eine Zulassung auf bis zu 4 Ärzte aufzuteilen, deren Arbeitszeit entsprechend aufgeteilt werden muss. MVZ sind dann zuzulassen, wenn sie den Nachweis über ihre Gründungsfähigkeit erbracht haben sowie ärztlich geleitet und fachübergreifend an der vertragsärztlichen Versorgung teilnehmen.[48] Darüber hinaus müssen dem zuständigen Zulassungsausschuss weitere Belege vorgelegt werden, welche das sind, ist in jedem KV Bereich unterschiedlich. Mindestens jedoch die selbstschuldnerische Bürgschaft und einen Nachweis über die Eintragung der im MVZ tätigen Ärzte ins Arztregister. In überversorgten Planungsbereichen[49] gelten für MVZ die allgemeinen Zulassungsbeschränkungen.[50] Die im MVZ angestellten Ärzte werden bei der Feststellung des Versorgungsgrades mitberücksichtigt. Vertragsärzte werden dabei mit dem Faktor 1 berechnet, angestellte Ärzte entsprechend der Anzahl ihrer geleisteten Wochenstunden.[51] Im Gegensatz zu den bisherigen Kooperationsformen wie Gemeinschaftspraxis oder Praxisgemeinschaft erfolgt die Zulassung nicht für den einzelnen im MVZ tätigen Arzt, sondern als institutionelle Zulassung für das MVZ als solches.[52] Wenn ein im MVZ tätiger Vertragsarzt nicht zu Gunsten des MVZ auf seine Zulassung verzichten will, bleibt diese bestehen. Ein Vertragsarzt verliert demnach nicht automatisch seine Zulassung, wenn er im MVZ arbeitet, sie wird jedoch durch die des MVZ überlagert. Die Zulassung eines MVZ erfolgt durch den Zulassungsausschuss für den Ort der Betriebsstätte[53] und nicht für den Sitz der MVZ-Betreiber. Das bedeutet, eine MVZ-Gesellschaft, welche mehrere Zentren betreibt, muss für jedes Zentrum vor Ort eine Zulassung haben, sie darf bereits erhaltene

---

48 KBV 2006 S. 11
49 vgl. § 101 SGB V
50 § 103 SGB V
51 KBV 2006 S. 12
52 Altendorfer, Jensch, Merk 2004 S. 23
53 ebenda

Zulassungen nicht zwischen den einzelnen Betriebsstätten austauschen, es sei denn, sie liegen im selben Planungsbereich.

Neben dem regulären Zulassungsverfahren mit dem sich das MVZ im Rahmen der Bedarfsplanung um eine Zulassung bewerben kann, gibt es noch weitere Möglichkeiten. So kann ein Vertragsarzt seine Zulassung einbringen ohne sie dabei komplett auf das MVZ zu übertragen. Dies ist meist dann relevant, wenn ein oder mehrere niedergelassene Ärzte aus demselben Planungsbereich ein MVZ gründen. Zulassungsrechtlich ist dies ein weitgehend unproblematisches Verfahren, da sich am Versorgungsgrad nichts ändert. Diese Form der Zulassungseinbringung entspricht derjenigen, die bei Zusammenschluss zweier Ärzte zu einer Gemeinschaftspraxis Anwendung findet. Ohne Übertragung auf das MVZ hat diese Art für den zugelassenen Vertragsarzt den Vorteil, dass er, falls er das MVZ verlassen möchte, seine Zulassung mitnehmen und sich problemlos in diesem Planungsbereich wieder niederlassen kann. In dieser Konstellation leiht sich das MVZ faktisch die aus den Zulassungen der Vertragsärzte abgeleitete Legitimation zur Teilnahme an der ambulanten Versorgung, verliert diese aber auch beim Austritt der Vertragsärzte wieder, was bei mangelhafter vertraglicher Regelung zu existenzgefährdenden Szenarien führen kann.[54]

Eine weitere Möglichkeit ist die Einbringung der Zulassung durch einen Vertragsarzt unter Aufgabe seiner individuellen Zulassung zu Gunsten des MVZ. Diese Variante unterscheidet sich von der voran beschriebenen lediglich dadurch, dass der Vertragsarzt seine Zulassung unwiederbringlich an das MVZ abgibt. Rechtsgrundlage hierfür ist der mit dem GMG neu eingeführte Abs. 4a des § 103 SGB V.[55] Sollte der Arzt durch das MVZ gekündigt werden oder verliert selbiges die Zulassung (vgl. Kap. 4.1), so hat der ehemalige Vertragsarzt keinerlei Anspruch auf Wiedererteilung seiner ehemaligen Zulassung.[56] Diese Form der Zulassungserteilung erfährt wahrscheinlich aufgrund von Zweifeln seitens der Ärzteschaft gegenüber der neuen Versorgungsform der MVZ wenig Zuspruch. Die erstgenannte Variante unter Beibehaltung der individuellen Zulassung findet weit mehr Anwendung. Um einen zusätzlichen Anreiz zu schaffen, die individuelle Zulassung auf ein MVZ zu übertragen, sieht der Gesetzgeber in § 103 Abs. 4a Satz 4 SGB V vor, dass ein Arzt, der in einem MVZ arbeitet, nach fünfjähriger Tätigkeit, unabhängig von eventuellen Zulassungsbeschränkungen eine Zulassung erhält. Dies gilt jedoch nur für die so genannte Gründergeneration, also die Ärzte, die erstmalig in ein MVZ eingestiegen sind und unter der Voraussetzung, dass diese einen Beschäftigungsumfang von mindestens 75 % erfüllen.[57] Damit soll verhindert werden, dass

---

[54] Pelleter Sohn Schöffski 2005 S. 42
[55] §103 Abs. 4a Satz 1 HS 2
[56] Pelleter, Sohn Schöffski 2005 S. 45
[57] KV Hessen 2005

die einzige Motivation eines Arztes für den Einstieg in ein MVZ die Garantie auf eine anschließende Zulassung in einem bedarfsplanungsrechtlich gesperrten Bezirk darstellt. Für Ärzte, die im Nachbesetzungsverfahren nach § 103 Abs. 4a Satz 5 SGB V zugelassen wurden, gilt diese Möglichkeit nicht mehr. Mit Einführung des VÄndG fällt diese Möglichkeit, die so genannte Privilegierung, ab dem 01.01.2007 auch für die Gründergeneration weg.[58] In vielen Ballungsgebieten besteht schon eine Überversorgung. Mit dieser Regelung soll erreicht werden, dass die angespannte Zulassungssituation nicht noch zusätzlich verschärft wird.

Die dritte Möglichkeit, eine Zulassung als MVZ zu erhalten, ergibt sich aus § 103 Abs. 4a Satz 2 SGB V, wonach sich das MVZ gleich einem Vertragsarzt um eine Zulassung bewerben kann.[59] Diese Möglichkeit bedeutet für die MVZ, dass sie auch ohne Beteiligung eines Vertragsarztes an eine Zulassung gelangen können.

Nach erfolgter Zulassung ergeben sich für das MVZ und die in ihm beschäftigten Ärzte eine Reihe von Rechtsfolgen, die im Folgenden zusammenfassend wiedergegeben werden:

Rechtsfolgen für das MVZ:

- Es ist zur Teilnahme an der vertragsärztlichen Versorgung berechtigt und verpflichtet
- Es hat dafür einzustehen, dass angestellte Ärzte die vertragsärztlichen Pflichten einhalten
- Es kann an Ausschreibungsverfahren gem. § 103 Abs. 4 SGB V teilnehmen
- Es kann Ärzte anstellen, an Projekten der integrierten Versorgung (IV) teilnehmen und freiwerdende Arztstellen nachbesetzen

Rechtsfolgen für angestellte Ärzte

- Sie verfügen über keine individuelle Zulassung
- Sie werden Mitglieder der für den Vertragsarztsitz zuständigenKV und unterliegen somit der Disziplinargewalt der KV
- Sie sind der Fortbildungsverordnung nach § 95d Abs. 5 SGB V unterworfen
- Angestellte Ärzte werden anteilig gemäß ihrer gemeldeten Wochenarbeitszeit berücksichtigt

[58] Orlowski Halbe Karch 2007 S. 90
[59] Pelleter Sohn Schöffski 2005 S. 49

Rechtsfolgen für Vertragsärzte:

- Durch die weiterhin bestehende individualrechtliche Zulassung steht jeder Vertragsarzt für eventuelle Verletzungen seiner Pflichten selbst ein und kann das MVZ jederzeit unter Mitnahme seiner Zulassung verlassen.
- Insofern es um die selbstbestimmte ärztliche Tätigkeit geht, sind die Weisungsrechte des ärztlichen Leiters gegenüber dem im MVZ tätigen Vertragsarztes stark eingeschränkt.

4.3 Zulässige Rechtsformen

Ein umstrittenes Thema bei der Gründung eines MVZ ist die Rechtsform, unter welcher das MVZ am Markt auftritt. Zwar ist dies in § 95 Abs. 1 Satz 3 SGB V geregelt; dieser lässt jedoch Spielraum für zahlreiche Varianten.

Während die KV Hessen davon ausgeht, dass für die Gründung eines MVZ grundsätzlich eine Trägergesellschaft notwendig ist[60], lässt sich dies dem Gesetzestext selbst nicht entnehmen[61]. Dieser regelt lediglich die qualitativen, nicht jedoch die quantitativen Gründungsvoraussetzungen. Daraus folgt, dass einer Einzelfirma etwa in Form eines einzelnen Vertragsarztes oder jedes anderen, zur Gründung berechtigten Leistungserbringes (vgl. Kap. 4.1.1), die Gründung eines MVZ möglich ist.[62] In der Praxis wird es jedoch aus der Natur der Sache heraus so sein, dass sich mehrere Leistungserbringer zu einer Trägergesellschaft zusammenfinden. Dieser ist es gestattet, mehrere MVZ mit unterschiedlichen Zulassungen und unterschiedlichen Sitzen zu gründen und zu betreiben.[63] In § 95 Abs. 1 Satz 3 SGB V ist geregelt, dass sich die MVZ aller zulässigen Organisationsformen bedienen dürfen. Hierunter fallen insbesondere die *Gesellschaft bürgerlichen Rechts* (GbR) sowie die *Gesellschaft mit beschränkter Haftung (GmbH)*. Rechtsformen wie die *Kommanditgesellschaft (KG)*, die *Offene Handelsgesellschaft (OHG)* sind zwar zulässig, diesen stehen jedoch die §§ 105 und 161 HGB[64] entgegen, wonach sie auf die Ausübung eines Handelsgewerbes bezogen sind, wozu der ärztliche Beruf nicht zu zählen ist.[65] Per Gesetz sind zur Gründung eines MVZ jedoch auch Handelsgewerbetreibende (Apotheke, Heil- Hilfsmittelerbringer) zugelassen, denen eine Kooperationsform der OHG oder KG ohne Weiteres möglich ist. Diesen juristischen Personen wiederum ist es möglich, ärztliches Personal anzustellen um somit die weiteren

---

60 KV Hessen 2005
61 § 95 Abs. 1 Satz 3
62 Zwingel Preißler 2005
63 KV Hessen 2005
64 §§ 105 Abs. 1, 161 Abs. 1 HGB
65 § 1 Abs. 1 Bundesärzteverordnung

Kriterien zur Gründung (ärztliche Leitung) zu erfüllen. n der Literatur ist eine Tendenz zu erkennen die, teilweise begründet durch den allgemeinen Trend zur Liberalisierung des Berufsrechts, die Rechtsform eines Handelsgewerbes zukünftig als rechtskräftige Möglichkeit erachtet.[66]

4.4 Sicht der Krankenhäuser

Das Krankenhaus als solches kommt für die Gründung eines MVZ nur dann in Frage, wenn das Krankenhaus selbst, z.B. als GmbH, als Träger im Landeskrankenhausplan aufgeführt ist. Sollte der Träger des Krankenhauses eine Gebietskörperschaft (Kommune, Landkreis) und auch als solcher im Krankenhausplan aufgeführt sein, kommt es nicht in Frage, da es damit den Gründungsanforderungen nicht genügt. Die meisten Krankenhäuser firmieren inzwischen als GmbH, wodurch sich diesbezüglich kaum Probleme ergeben dürften. Als zusätzliche, nicht-ärztliche Leistungserbringer bietet sich in einem Krankenhaus die Physiotherapie an. Zusätzliches Potential kann sich aus der Kooperation mit einer Rehabilitationseinrichtung ergeben, die im Zuge der Eingliederung eines MVZ ausgeweitet werden kann und so auf beiden Seiten für mehr Akzeptanz sorgt. Was die Rechtsform angeht, besteht für Krankenhäuser in den allermeisten Fällen nur die Möglichkeit der Kapitalgesellschaft. Da die meisten Krankenhäuser als solche organisiert sind, ist der Betrieb durch ein Krankenhaus oder die Beteiligung daran nur in dieser Form möglich.

Die Gründung eines MVZ an einem Krankenhaus ist auch als unselbständige Organisationseinheit möglich. In diesem Fall entspricht die Einrichtung eines MVZ der einer Fachambulanz oder allgemein einer Abteilung. Sie wird direkt vom Klinikum betrieben und bedarf keiner eigenen Rechtsform. Hierbei ist jedoch stärker als bei den anderen Organisationsformen auf eine strikte Trennung des stationären und ambulanten Handlungsfeldes zu achten. Es darf weder abrechnungstechnisch noch diagnostisch zu Vermischungen der beiden Gebiete kommen. Diese Form ist als Sonderform des MVZ anzusehen. Sie wird in der Literatur nicht beschrieben und bedarf der engen Kooperation mit der zuständigen KV.

[66] Nass, 2004 S. 3, Zwingel, Preißler 2005 S. 67 f, Altendorfer, Merk, Jensch, 2004 S. 27

5. Gestaltungsmöglichkeiten eines Medizinischen Versorgungszentrums

Im Folgenden werden die gestalterischen Möglichkeiten bei der Gründung eines MVZ untersucht. Die Wahl der Rechtsform, die Zusammensetzung der Leistungserbringer sowie die Ausgestaltung der angebotenen Leistungen bieten großes Potential für verschiedenste Ausprägungen. Hierbei ist zu beachten, dass die Bedingungen vor Ort ausschlaggebend für die optimale sind Kombination. Es können daher lediglich grundsätzliche Möglichkeiten, die für jedes MVZ Geltung haben, betrachtet werden.

5.1 Wahl der Rechtsform

Die gewählte Rechtsform des MVZ ist von immenser Wichtigkeit, hängt von ihr doch der gesamte weitere Verlauf ab. Eine generelle Empfehlung, wann sich welche Rechtsform anbietet, kann ohne fundierte Kenntnisse der individuellen Bedingungen nicht gegeben werden. Zu vielzählig sind die Variablen, die in eine solche Überlegung mit einzufließen haben. Dennoch lassen sich grundlegende Aspekte der einzelnen Rechtsformen klassifizieren, welche für bestimmte Projekte zu bevorzugen sind. Laut § 95 Abs. 1 Satz 3 SGB V sind alle zulässigen Organisationsformen möglich. Diverse Vorschriften in den Kammer- und Heilberufsgesetzen der einzelnen Länder standen bisher in Konflikt im Hinblick der berufsrechtlichen Zulässigkeit der Ausübung ambulanter ärztlicher Tätigkeit außerhalb von Krankenhäusern durch juristische Personen. Der Bundesärztetag hat die Musterberufsordnung für Ärzte (MBO-Ä)[67] mit den zum 107. Deutschen Ärztetag in Bremen beschlossenen Änderungen in Verbindung mit den Beschlüssen des Vorstands der Bundesärztekammer vom 24.11.2006 inzwischen an § 95 SGB V angepasst, so dass Ärzte zukünftig nach § 18 Abs. 2 Satz 1 MBO ihren Beruf einzeln oder gemeinsam in allen für den Arztberuf zulässigen Gesellschaftsformen ausüben dürfen. Gleichzeitig wurden in § 23a Abs. 1 MBO Vorgaben festgelegt, denen eine „Ärztegesellschaft" in jedem Falle zu genügen hat. Hierzu gehören:

- Eine verantwortliche Führung durch einen Arzt
- Gesellschafter müssen mehrheitlich Ärzte sein
- Die Mehrheit der Gesellschaftsanteile und der Stimmrechte muss den Ärzten zustehen
- Dritte dürfen nicht am Gewinn der Gesellschaft beteiligt werden

[67] Bei der MBO handelt es sich um eine Verordnung die auf der Grundlage der Kammer- und Heilberufsgesetze beschlossen worden ist und die die Überzeugung der Ärzteschaft zum Verhalten von Ärztinnen und Ärzten gegenüber den Patientinnen und Patienten, den Kolleginnen und Kollegen, den anderen Partnerinnen und Partnern im Gesundheitswesen sowie zum Verhalten in der Öffentlichkeit darstellt. (Präambel)

- Für jeden in der Gesellschaft tätigen Arzt muss eine ausreichende Berufshaftpflichtversicherung bestehen.

Diese Änderungen der MBO-Ä gelten vorbehaltlich der Umsetzung durch die Länder. Darüber hinaus besteht seit In-Kraft-Treten des VÄndG für die MVZ in der Rechtsform einer juristischen Person des Privatrechts eine Regelung, nach der die Gesellschafter eine selbstschuldnerische Bürgschaftserklärung für die Forderungen der KV'en bzw. der Krankenhäuser abzugeben haben.[68] Forderungen können so auch nach Schließung eines MVZ bei den Gesellschaftern geltend gemacht werden. Damit sollen MVZ, die als juristische Personen des Privatrechts auftreten, denen als Personengesellschaften organisierten Einrichtungen gleichgestellt werden.[69]

5.1.1 Personengesellschaften

Zu den Personengesellschaften gehören die *Gesellschaft bürgerlichen Rechts (GbR)*[70] und die *Partnerschaftsgesellschaft.*[71] Charakteristisch für eine GbR ist, dass alle Mitglieder der Gesellschaft dieselben Rechte und Pflichten gegenüber Dritten haben, soweit im Innenverhältnis nichts anderes vertraglich geregelt ist. Durch die geringen gesetzlichen Erfordernisse und die flexiblen Ausgestaltungsmöglichkeiten einer solchen Gesellschaft war sie bisher die am meisten genutzte.[72] Ein wesentlicher Aspekt ist die Tatsache, dass der Behandlungsvertrag mit der GbR zustande kommt und jeder Beteiligte der Gesellschaft uneingeschränkt mit seinem Privatvermögen haftet. Bei der GbR kommt der Behandlungsvertrag mit der Gesellschaft und nicht direkt mit den in ihr beschäftigten Ärzten zustande.

Die Partnerschaftsgesellschaft kann als Pendant zur GbR angesehen werden, sie gilt für die Gruppe der freiberuflich Tätigen, was impliziert, dass an ihr nur natürliche Personen beteiligt sein können. Sie ist häufig die bevorzugte Form bei Gemeinschaftspraxen oder Praxisgemeinschaften. Die Partnerschaftsgesellschaft dient ebenfalls dem Zweck der gemeinsamen Berufsausübung. Der entscheidende Vorteil im Vergleich zur GbR liegt darin, dass die Haftung unter der Voraussetzung, es waren nur einzelne Partner mit der Bearbeitung eines Auftrags befasst[73], nur gegenüber diesen eintritt. Augrund der Tatsache, dass an einem MVZ meist nicht nur Ärzte, sondern auch andere, nicht freiberuflich tätige Leistungserbringer beteiligt sind, scheidet diese Form der Kooperation von vornherein aus.

---

[68] § 95 Abs. 2 Satz 6 SGB V -neu-
[69] Orlowski Halbe Karch S. 44 2007
[70] §§ 705 ff BGB
[71] Partnerschaftsgesellschaftsgesetz
[72] Altendorfer, Jensch, Merk S. 28 2004
[73] § 8 Abs. 2 Partnerschaftsgesellschaftsgesetz

5.1.2 Kapitalgesellschaften

In § 95 Abs. 3 SGB V ist geregelt, dass alle Organisationsformen für die Gründung und den Betrieb eines MVZ möglich sind. Bisher standen der Möglichkeit der ambulanten ärztlichen Tätigkeit in Form einer juristischen Person des Privatrechts diverse Kammer- und Heilberufsgesetze entgegen. Seit Einführung der neuen Versorgungsform gab es lediglich in Sachsen-Anhalt eine ausdrückliche Erlaubnis, wonach ein MVZ in der Rechtsform einer Kapitalgesellschaft auftreten kann. In Nordrhein-Westfalen, Brandenburg, Niedersachsen und Berlin war eine Bindung der ärztlichen Tätigkeit an die Niederlassung in einer Praxis erforderlich. Dies jedoch unter der Dispositivklausel, „soweit nicht gesetzliche Vorschriften etwas anderes zulassen". Diese Klausel wurde teilweise so ausgelegt, dass als dispositives Recht auch Bundesrecht in Frage kommt.[74] So dass, davon ausgegangen werden kann, dass die durch Bundesrecht in § 95 SGB V erlaubten Rechtsformen auch hier anwendbar sind. Keinerlei Regelung diesbezüglich gab es in den Ländern Baden-Württemberg, Hessen, Bremen, Mecklenburg-Vorpommern, Saarland und Thüringen. Lediglich in Bayern und Sachsen wurde die Rechtsform der juristischen Person generell als nicht statthaft[75] angesehen. Das Bundesministerium für Gesundheit und Soziales (BMGS) hat die Bundesländer um gesetzliche Klärung gebeten. Mit der Umsetzung der zuletzt am 26.11.2006 geänderten MBO-Ä können die Länder dieser Forderung nachkommen.

Ungeachtet verschiedener Rechtsstreitigkeiten bleibt die Rechtsform der GmbH die geeignete Organisationsform für mittlere Unternehmen, die sich für die Rechtsgestalt der Kapitalgesellschaft entschieden haben.[76] Hauptgesichtspunkt dieser Gesellschaftsform sind die vergleichsweise vorteilhaften haftungsrechtlichen Aspekte. Die GmbH haftet gegenüber den Gläubigern lediglich mit einer Stammeinlage von 25.000,- €. Die persönliche Haftung der einzelnen Beteiligten ist auf ihren Anteil an dieser Stammeinlage begrenzt. Veränderungen der Beteiligten haben im Gegensatz zur GbR keinen Einfluss auf die Gesellschaft. Dies ist auch zulassungsrechtlich von Vorteil. Wenn das MVZ als Institut die Zulassungen hält, besteht kaum die Gefahr des Wegfalls der Gründungs- und damit Betreibervoraussetzungen falls ein im MVZ tätiger Arzt aufgrund seines Alters die Zulassung abgeben muss. (vgl. Kap. 4.2). Die GmbH wird als Rechtsform in Zukunft stark an Bedeutung gewinnen, obwohl sie bei weitem nicht alle berufsrechtlichen Probleme lösen kann. Neben den Regelungen zu Werbeaktivitäten[77] bleiben vor allem haftungsrechtliche Fragen bestehen. Zwar haftet die Gesell-

---

[74] Das Krankenhaus 2004 S. 698

[75] Art. 18 Ab. 1 Satz 2 Heilberufe Kammer Gesetz (HKaG) Bayern, ähnlich § 16 Abs. 4 SächsHKaG

[76] Das Krankenhaus 09/2004 S. 698

[77] aus Gründen des Umfangs der Arbeit wird dieses Kapitel ausgeklammert. Für nähere Informationen siehe Engler/Geserich/Räpple/Rieger „Werben und Zuwenden im Gesundheitswesen" 2000 Decker's Verlag Heidelberg

schaft gegenüber ihren Gläubigern lediglich mit dem Stammkapital, allerdings dürfte dies limitierende Wirkung auf Geschäftsabschlüsse oder Kreditaufnahmen haben, falls keine anderen Sicherheiten zur Verfügung stehen. Die Haftungsfrage gegenüber Patienten bleibt von der Wahl der Gesellschaftsform unberührt. Diese ergibt sich aus den §§ 611 ff BGB. Daraus folgt, dass eine Haftungsbeschränkung für den Behandlungsvertrag nicht akzeptiert wird.[78] Die gesellschaftsrechtliche Form verändert die strafrechtliche Haftung des jeweils behandelnden Arztes keineswegs. Die Strafverfolgung richtet sich stets gegen eine Person und bleibt demnach auch dem fehlerhaft handelnden Arzt nicht erspart.[79]

Der Vollständigkeit halber soll hier noch kurz die ebenfalls mögliche Rechtsgestalt der Aktiengesellschaft (AG) behandelt werden. Grundsätzlich gelten für eine MVZ-AG dieselben Aussagen wie für eine GmbH. Problematisch ist die im Aktiengesetz (AktG) geforderte Stammeinlage von 50.000,- € bei einem adäquat ausgestatteten MVZ wohl kaum, vielmehr dürften andere Erfordernisse, wie die Mindestanzahl von fünf Aktionären oder die Bildung der vorgeschriebenen Organe bei einem kleinen MVZ, schon bald zu Problemen führen. Durch die 1994 erfolgte Neuregelung des Aktienrechts wurde die Gründung einer AG dahingehend erleichtert, dass nicht mehr fünf Gründer notwendig waren. Diese Erleichterung wird jedoch kaum ausreichend sein, um zukünftig der AG den Vorzug vor den anderen Gesellschaftsformen zu geben, nicht zuletzt deswegen, weil die anderen Voraussetzungen (Bildung von Organen) bestehen bleiben. Ein Anreiz zur Wahl der AG als Rechtsgestalt liegt in der einfachen Handhabbarkeit der Anteile in Form von Aktien. Die Rechte daran können unkompliziert übertragen werden. Hieraus kann natürlich auch ein gewisses Risiko entstehen, welches im ungünstigen Fall zum Entzug der Zulassung des MVZ führen kann, wenn der Verkauf von Anteilsrechten an Nicht-Leistungserbringer, auch in Form von Sicherungsübereignungen an eine Bank, dazu führt, dass die Voraussetzungen zum Betrieb eines MVZ nicht mehr gegeben sind.[80]

In beiden Fällen, GmbH und AG, gilt der Grundsatz, dass sie ausschließlich durch Angestellte tätig werden dürfen; daraus folgt, dass die Tätigkeit als freiberuflicher Vertragsarzt in einer MVZ-AG oder -GmbH grundsätzlich ausgeschlossen ist.[81]

---

78 Altendorfer, Jensch, Merk S. 33 2004
79 a.a.O
80 Schöffski, Pelleter, Sohn S. 69 2005
81 KBV 2006

5.2 Zusammensetzung der Mitglieder

In welcher Zusammensetzung ein MVZ antreten möchte, gibt es entgegen der ursprünglichen Vorhaben der Gesetzgeber einen großen Spielraum. Ursprünglich war vorgesehen, das MVZ nur in der Version mit angestellten Ärzten auftreten zu lassen.[82] Doch am Ende der Verhandlungen gab man dem Druck der niedergelassenen Ärzte und ihren Vertretern, den KV'en, nach und ermöglichte auch den Vertragsärzten eine Teilnahme an der neuen Versorgungsform. Mit dem VÄndG gibt es nun zusätzlich die Möglichkeit, problemlos Zahnärzte mit einzubeziehen und die Leitung kooperativ mit den im MVZ tätigen Ärzten auszuüben. Dennoch ergeben sich Unterschiede bei der Wahl der Ausgestaltung. Neben der Möglichkeit, ein MVZ unter der Beteiligung von Vertragsärzten oder mit angestellten Ärzten zu betreiben, ist die Beteiligung eines Krankenhauses aufgrund des Leistungsspektrums sowohl im wirtschaftlichen als auch im medizinischen Bereich besonders interessant.

5.2.1 Ausschließlich Vertragsärzte

Der Betrieb des MVZ ausschließlich mit Vertragsärzten kommt in der Praxis meist dann vor, wenn eine bereits bestehende Kooperationsform, etwa die einer Gemeinschaftspraxis, in die neue Form des MVZ überführt werden soll. Diese Überführung erfolgt unter Beibehaltung der Zulassung der jeweils beteiligten Ärzte. In zulassungsbeschränkten Bereichen ist diese Überführung genauso unproblematisch wie in offenen Bereichen, da de facto keine Änderung des Versorgungsgrades erfolgt. Kommt einer der beteiligten Ärzte aus einem anderen Planungsbereich, besteht für ihn die Pflicht, sich über das Zulassungsverfahren nach § 103 Abs. 4a Satz 2 SGB V um eine Zulassung zu bewerben. Darüber hinaus besteht ein weiterer Vorteil dieser Überführung darin, dass bestehende Gesellschaftsstrukturen nicht zwingend geändert werden müssen. Sowohl eine GbR als auch eine Partnerschaftsgesellschaft kann, falls gewollt, problemlos beibehalten werden.[83] Die ausschließliche Beteiligung von Vertragsärzten kommt nach Meinung von PELLETER/SOHN/SCHÖFFSKI hauptsächlich für den innovationskritischen Teil der Ärzteschaft in Frage, da diese Form des MVZ dem traditionellen Gedanken des freiberuflich tätigen Arztes am ehesten gerecht wird. Ein Kritikpunkt dabei bleibt, dass die Möglichkeiten der neu geschaffenen Versorgungsform in dieser Ausprägung hinter den Chancen zurückbleiben, da sich im ungünstigsten Fall lediglich die Bezeichnung der Gemeinschaftspraxis nunmehr als MVZ ändert und Vorteile wie z.B. die Einbeziehung nicht-ärztlicher Leistungserbringer außen vor bleiben. Aus diesem Grund ist es wohl absehbar, dass diese Form der Zusammenarbeit nach einer Startphase, in der Ängste und Be-

[82] Altendorfer, Jensch Merk, 2004 S. 36
[83] Pelleter, Sohn, Schöffski 2005 S 73

fürchtungen seitens der Ärzteschaft gegenüber dieser neuen Versorgungsform abgebaut werden können, vermindert vorkommen wird.

5.2.2 Ausschließlich angestellte Ärzte

Ursprünglich war vorgesehen, dass die MVZ ausschließlich mit angestellten Ärzten betrieben werden. Die Vertragsärzte, vertreten durch die KV'en, drängten jedoch den Gesetzgeber, diese Form der Leistungserbringer auch ihnen zugänglich zu machen. Ein MVZ ausschließlich mit angestellten Ärzten bedarf der Gründung einer Betreibergesellschaft, da keine Vertragsärzte tätig sind die gleichzeitig als Träger arbeiten können[84]. Hierfür kommen die unter 4.1.1 genannten Leistungserbringer in Frage. Zulassungsrechtlich besteht für dieses MVZ analog der oben gemachten Ausführungen die Möglichkeit, Zulassungen durch Übertragung von Vertragsärzten und der anschließenden Anstellung selbiger zu erlangen oder durch den Erwerb von Zulassungen durch das MVZ im Zuge des Zulassungsverfahrens. Das früher gültige Verbot der ärztlichen Tätigkeit in Form einer Kapitalgesellschaft gilt mit der Änderung des § 18 der MBO-Ä nicht mehr, so dass es nun auch freiberuflich tätigen Ärzten möglich ist, in dieser Rechtsform zu agieren.

Diese Gesellschaftsform wurde ursprünglich als diejenige mit dem größten Potential angesehen. In ihr können vorteilhafte Arbeitszeitmodelle am unkompliziertesten umgesetzt werden. So sieht der Gesetzentwurf einen immensen Vorteil der MVZ darin, dass sich Ärzte dort in Teilzeitanstellung beschäftigen lassen und dennoch ihrer typischen freiberuflichen Tätigkeit nachgehen können. Dies bietet sich vor allem für Wiedereinsteiger in den Beruf an, etwa Ärztinnen nach der Schwangerschaft, oder Neueinsteiger, die das unternehmerische Risiko einer Praxisneugründung fürchten. Vor allem aber wird diese Form von Klinik dominierten MVZ bevorzugt werden. Hierbei ist, wie auch bei allen anderen Trägern, die Bedeutung der ärztlichen Leitung sehr groß. Das Angestelltenverhältnis spricht dem Träger eine gewisse Einflussnahme auf den ärztlichen Leiter zu, was wiederum im Widerspruch zur ursprünglichen Intention der Weisungsunabhängigkeit des ärztlichen Leiters steht.[85] Diese Unabhängigkeit sollte unbedingt gewahrt bleiben, was in der Praxis aufgrund der Weisungsbefugnis des Arbeitgebers nicht immer leicht fallen wird.

---

[84] Pelleter, Sohn Schöffski, 2005 S. 78
[85] ebenda

5.3 Ausgestaltung der Im MVZ angebotenen Leistungen

Bei der Auswahl der im MVZ angebotenen Fachgebiete kommt es ebenso wie bei der Wahl der Rechtsform auf individuelle Voraussetzungen an. Durch das VÄndG sind die Beschränkungen bezüglich der Eigenschaft *fachübergreifend* weitgehend aufgehoben. Die Frage der Zusammensetzung stellt sich ohnehin nur bei einer grundlegenden Neugründung eines MVZ. In vielen Fällen ist ein MVZ aus der Umwandlung einer bestehenden Gemeinschaftspraxis oder dem Zusammenschluss zweier Ärzte als Ersatz für eine Gemeinschaftspraxis hervorgegangen, so dass in diesen Fällen die Fachgebiete ohnehin feststanden. In gesperrten Planungsgebieten und der damit verbundenen Schwierigkeit, für die bevorzugte Fachrichtung eine Zulassung zu erhalten, stellt sich diese Frage ebenso wenig, da hier nur die zulassungsfreien Fachbereiche in Frage kommen. Der Erwerb einer Zulassung scheidet in den meisten Fällen aufgrund der enorm hohen Summen aus. Zudem werden Zulassungen in gesperrten Gebieten meist nur in Verbindung mit der dazugehörigen Praxis angeboten. In gesperrten Planungsbereichen kommen daher lediglich Fachrichtungen in Frage, die nicht der Bedarfsplanung unterliegen. Unabhängig davon steht die Überlegung im Vordergrund, welche Zusammenschlüsse überhaupt sinnvoll sind. Eine Kooperation zwischen einem Gynäkologen und einem Augenarzt bedarf ebenso wenig die unbedingte, enge Kooperation eines MVZ wie die Fachgebiete Internist und Zahnarzt (Zu den Ausgestaltungsmöglichkeiten mit Zahnärzten an einem MVZ am Ende des Kapitels). Um die Intention des Gesetzgebers, nämlich der Versorgung aus einer Hand gerecht zu werden, ist nicht nur eine fachübergreifende ärztliche Tätigkeit notwendig, sondern auch eine sektorenübergreifende, d. h. eine Zusammenarbeit z.B. mit einem Krankenhaus oder einer Rehabilitationseinrichtung, darüber hinaus die Einbeziehung nicht-ärztlicher Leistungserbringer.

Nach BAUMANN lassen sich die MVZ in drei Gruppen einteilen. Das *Ärzte-MVZ*, das *Poliklinik-MVZ* und das *Medical Mall-MVZ*. Die *Ärzte-MVZ* sind aus der Überführung von Gemeinschaftspraxen oder Ärztehäusern in ein MVZ entstanden, sie unterscheiden sich kaum von den Kooperationsformen, die vor dem GMG möglich waren,[86] da sie sich lediglich auf die Erbringung ärztlicher Leistungen beschränken und die anderen Leistungserbringer nicht integriert sind. Das *Poliklinik-MVZ* ist dadurch charakterisiert, dass es neben der ärztlichen Leistung auch andere Leistungserbringer an der Erstellung der Gesundheitsleistung beteiligt, hierunter fallen z.B. Apotheken, Sanitätshäuser und andere nicht ärztliche Leistungserbringer, solange sie als solche im SGB V benannt sind (vgl. hierzu Kap. 4.1.1) Dieses Modell kommt der vom Gesetzgeber angestrebten umfassenden Versorgung am nächsten. Als drittes Modell beschreibt BAUMANN das *Medical Mall-MVZ*. Dieses unterscheidet sich vor allem

[86] Baumann 2006 S. 179

durch sein enorm großes Leistungsspektrum an gesundheitsnahen Angeboten. Hierzu können Fitnessstudios, Ernährungsberater bis hin zu Drogerien und Buchhändler gezählt werden.[87]

Eine besondere Bedeutung kommt dem MVZ in der Kooperation zwischen einem Arzt und einem Zahnarzt zu. Während die Kooperation bspw. zwischen einem Zahnarzt und einem Unfallchirurgen zweifellos sinnvoll wäre und auch dem Kriterium der fachübergreifenden Tätigkeit genügen würde, stehen dieser Zusammenarbeit verschiedene gesetzliche Regelungen entgegen. Hier vor allem § 33 Abs. 2 der Zulassungsverordnung für Ärzte (Ärzte-ZV) bzw. Zahnärzte-ZV, nach der jeweils eine gemeinschaftliche Ausübung von ärztlicher und zahnärztlicher Tätigkeit untersagt ist. § 33 Abs. 1 Satz 2 Ärzte-ZV schließt auch eine Zusammenarbeit im Rahmen einer Gemeinschaftspraxis aus. Dies dürfte jedoch die Kooperation in Form eines MVZ nicht beeinflussen, da ein MVZ eine eigene Versorgungsform darstellt und somit nicht einer Gemeinschaftspraxis gleichzustellen ist.

Ein Problem stellt sich in dem von mehreren Zahnärzten betriebenen MVZ. Dieser Kooperationsform steht nicht die Zahnärzte-ZV im Wege, sondern das Kriterium der fachübergreifenden Tätigkeit. Maßgebend hierfür sind die Fachgebiete nach der Weiterbildungsverordnung mit der Konsequenz, dass alle Zahnärzte unabhängig von ihrer Spezialisierung oder dem Tätigkeitsschwerpunkt dem gleichen Fachgebiet zuzuordnen sind.[88] Demzufolge wäre es dem Zahnarzt nur möglich an einem MVZ beteiligt zu sein, wenn mindestens ein Nichtzahnarzt tätig wird.

Dieser Vielzahl von rechtlichen Kompetenzvermischungen soll mit dem VÄndG Abhilfe geschaffen werden. Dieses regelt in § 33 Abs. 1 Satz 3 Ärzte ZV, dass das bisher gültige Verbot der gemeinsamen Beschäftigung von Ärzten und Zahnärzten nicht für die Kooperationsform der MVZ gilt.[89] Hiermit sind die MVZ unter Leitung oder Beteiligung von Zahnärzten weitestgehend den MVZ, in denen ausschließlich Ärzte tätig sind, gleichgestellt. Mit Ausnahme von einigen Begriffsvarianten gelten demnach die Regelungen und Vorschriften für ein Zahnärzte-MVZ analog. Deswegen wird im Folgenden nicht mehr explizit auf die eventuellen Besonderheiten eines solchen MVZ eingegangen.

---

[87] Baumann 2006 S 176 ff
[88] vgl. Zwingel, Preißler 2005 S. 81
[89] Orlowski Halbe Karch 2007

6. Gründung eines Medizinischen Versorgungszentrums durch ein Krankenhaus

Die Gründung eines MVZ unter der Beteiligung eines Krankenhauses scheint die interessanteste Variante zu sein. Da hierbei die wirtschaftlichen sowie finanziellen Potentiale am größten sind, wird diese Form der Beteiligung am ehesten in der Lage sein, die vom Gesetzgeber angestrebte ganzheitliche Versorgung zu gewährleisten. Neben der Tatsache, dass die Zusammenarbeit mit einem Krankenhaus eine faktische Ausweitung der Leistungserbringung über den ambulanten Sektor hinaus bedeutet, birgt diese Form der Versorgung auf wirtschaftlicher Seite ein enormes Potential. So können die in den letzen Jahrzehnten freigewordenen räumlichen Kapazitäten (in den Jahren 1990 bis 2004 sank die Zahl der aufgestellten Betten von 685.976 auf 531.333[90]) sinnvoll genutzt und die Auslastung teurer Großgeräte verbessert werden. Hierbei ist jedoch darauf zu achten, dass die vom ambulanten und stationären Bereich gemeinsam erfolgte Nutzung von nach dem jeweils gültigen Gesetz (Landeskrankenhausgesetz) geförderten Einrichtungen zwar grundsätzlich möglich ist, aber in den meisten Fällen zu einer Verringerung der Förderung oder gar zu Rückzahlungen führt. Diese Form der Kooperation wird in Zukunft noch stärker an Bedeutung gewinnen, als sie es bereits in den letzten Jahren seit Einführung dieser Versorgungsform getan hat. So gaben 2004 noch 39,9 % der Krankenhäuser in Deutschland an, in naher Zukunft ein MVZ gründen zu wollen, 2005 waren es schon 43,3 %.[91] 2006 sank die Quote der geplanten Gründungen zwar wieder auf 32,4 %, was aber mit der Zahl der erfolgten Gründungen, bzw. der aufgrund diverser Rahmenbedingungen wieder eingestellten Planungen zusammenhängt.

Da die meisten Krankenhäuser inzwischen in der Rechtsgestalt einer GmbH firmieren, steht der Beteiligung an einem MVZ formal nichts im Wege. Dies impliziert jedoch, dass das MVZ selbst auch in der Rechtsform einer GmbH auftritt.[92] Zulassungsrechtliche Probleme treten dann auf, wenn es sich beim Träger des Krankenhauses um eine Kommune bzw. um eine andere Gebietskörperschaft handelt. In § 108 SGB V ist zwar das Krankenhaus als solches zugelassen, für die Frage, ob dieses auch gründungsberechtigt ist, gilt jedoch der Umstand, wer Vertragspartei des Versorgungsvertrages ist.[93] Es ist daher zu prüfen, wer im Krankenhausplan als Träger des Krankenhauses eingetragen ist, die Kommune oder die Krankenhaus-GmbH. Eine Kommune, die in Alleinträgerschaft ein Krankenhaus in Form einer GmbH betreibt und auch im Krankenhausplan als Träger genannt ist, kann deshalb nicht Gründer eines MVZ sein. Die notwendige Gründereigenschaft entfällt hierbei, da sie als Gebietskör-

[90] Statistik der Deutschen Krankenhaus Gesellschaft (DKG)
[91] Krankenhausbarometer 2004-2006 Deutsches Krankenhaus Institut
[92] Kassenärztliche Bundesvereinigung 2006
[93] Zwingel, Preißler 2005 S. 92

perschaft nicht unmittelbarer Rechtsinhaber des GKV-Status ist.[94] Träger eines MVZ in dieser Konstellation kann nur die Krankenhaus-GmbH selbst sein, nicht jedoch die Kommune, die hinter ihr steht. Dieses Problem stellt sich allerdings selten, da inzwischen nur noch rund ein Drittel der Krankenhäuser in öffentlicher Trägerschaft auftritt und der Rest entweder als freigemeinnützige oder private Einrichtungen und damit Kapitalgesellschaften organisiert ist.[95]

In jedem Fall ist zu beachten, dass nach § 95 Abs. 1 Satz 1 SGB V die MVZ ausschließlich an der ambulanten vertragsärztlichen Versorgung teilnehmen dürfen, nicht aber an der im Krankenhaus typischerweise erbrachten stationären Leistungserbringung. Deswegen entfällt die bei erster Betrachtung sehr attraktive Möglichkeit der Versorgung sowohl im ambulanten als auch im stationären Bereich. Vor In-Kraft-Treten des VÄndG bestand eine weitere Hürde der Zusammenarbeit zwischen Krankenhaus und ambulanter Versorgung in § 20 Abs. 2 (Ärzte-ZV), wonach es Krankenhausärzten verboten war, gleichzeitig in einem vom Krankenhaus betriebenen MVZ tätig zu sein.[96] Mit dieser Regelung sollte eine Vermischung von ambulanter und stationärer Tätigkeit vorgebeugt und eine „Selbstgenerierung“[97] von Patienten ausgeschlossen werden. Darüber hinaus sollte das Recht des Patienten auf freie Arztwahl geschützt werden, da man die Gefahr sah, der stationär tätige Arzt könne Einflussnahme auf den Patienten im Hinblick auf die nachstationäre Weiterbehandlung ausüben.[98] Dieses Problem konnte mit einfachsten Mitteln (komplette Versetzung des Krankenhausarztes ins MVZ) umgangen werden. Bemerkenswert dabei ist, dass in letzter Zeit die Forderungen nach einer engeren Verzahnung von ambulanter und stationärer Tätigkeit laut geworden[99] und auch bereits in Form von integrierter Versorgung[100] (IV) umgesetzt sind. Vor diesem Hintergrund war es dringend notwendig eine entsprechende Novellierung der geltenden Rechtslage voranzutreiben, was mit dem VÄndG zum 01.01.2007 geschehen ist. Das VÄndG sieht vor, dass die Tätigkeit in oder die Zusammenarbeit mit einem zugelassenen Krankenhaus nach § 108 SGB V oder einer Vorsorge- oder Rehabilitationseinrichtung nach § 111 SGB V mit der Tätigkeit des Vertragsarztes vereinbar ist.[101] Somit ergibt sich ein immenser gestalterischer Spielraum, insbesondere mit der ebenfalls erfolgten Möglichkeit der Teilzulassung. Bisher war die Tätigkeit als Vertragsarzt nur dann möglich, wenn der Arzt zur Versorgung seiner Patienten nicht länger als 13 Stunden pro Woche verhindert war. Mit dem VÄndG

---

[94] ebenda
[95] DKG Stand: 2004
[96] Pelleter, Sohn Schöffski S. 82
[97] ebenda
[98] Orlowski, Halbe Karch 2007 S. 192 i. V. m. BSG Urteil v. 5.11.1997, BSGE 81, 143 und BSG Urteil v. 5.2.2003 GesR 2003 173
[99] BMGS „Redaktionsbüro Gesundheit“
[100] unter IV ist die sektorenübergreifende Versorgung von Patienten zu verstehen. vgl. §§ 140a ff SGB V
[101] § 20 Abs. 2 Ärzte-ZV -neu-

wurde für die Vertragsärzte die Möglichkeit geschaffen, ihren Versorgungsauftrag auf die Hälfte zu reduzieren. Somit ist es ihnen erlaubt, 26 Std. pro Woche in einer anderen Einrichtung tätig zu sein. Diese Regelungen betreffen lediglich die Kooperation eines Vertragsarztes mit einem Krankenhaus. In der Praxis wird diese Form der Kooperation wohl eher zweitrangig sein, da ein MVZ unter der Beteiligung eines Krankenhauses in der Gestalt einer GmbH agieren und somit nur zur Anstellung von Ärzten berechtigt sein wird. Will ein Vertragsarzt in dieser Konstellation mit einem MVZ unter der Trägerschaft eines Krankenhauses kooperieren, bleibt ihm nur die Möglichkeit, seine Zulassung auf das MVZ zu übertragen und sich anschließend dort als geschäftsführender Gesellschafter anstellen zu lassen.[102]

6.1 Motive des Krankenhauses zur Gründung eines Medizinischen Versorgungszentrums

Nicht erst seit der Einführung der Diagnose bezogenen Fallgruppen, Diagnosis Related Groups, (DRG) leidet das deutsche Krankenhauswesen an chronischer Unterfinanzierung. Durch das Urteil des Europäischen Gerichtshofes zum Bereitschaftsdienst[103] und der Abschaffung des Arztes im Praktikum zum 01.10.2004 verschärfte sich die Situation weiter. Um dem Kostendruck zu begegnen kann auch die Angliederung eines MVZ an ein Krankenhaus dienen. Neben den Aspekten der Effizienzsteigerungen der eingesetzten Ressourcen (Räumlichkeiten, Personal) kommt noch eine Vielzahl weiterer Faktoren hinzu, welche die Gründung eines MVZ aus Sicht des Krankenhauses attraktiv machen. Dazu zählen beispielsweise das Erschließen neuer Patientenströme durch Zugang zum ambulanten Sektor oder eine verbesserte Stellung im Wettbewerb mit anderen Krankenhäusern.

6.1.1 Wettbewerbliche Aspekte

Durch ein angegliedertes MVZ ist es dem Krankenhaus möglich, verstärkt Zugang zum ambulanten Sektor zu erhalten und damit Patientenströme besser steuern zu können.[104] Ein dem Krankenhaus verbundenes MVZ wird die Patienten vornehmlich in das am MVZ beteiligte Krankenhaus einweisen, umgekehrt wird das Krankenhaus seinen Patienten empfehlen, zur vor- und nachstationären Behandlung das dem Krankenhaus angegliederte MVZ aufzusuchen. Sollte das MVZ direkt am, oder gar in den Räumen des Krankenhauses untergebracht sein, ergibt sich in Verbindung mit der neugeschaffenen Möglichkeit der gleichzeitigen Tätigkeit von Ärzten sowohl im Krankenhaus als auch im MVZ eine faktische Verzahnung

[102] KBV2006 S 14
[103] Mit Urteil vom 09.09.03 (Rs. C-151/02) hat der EuGH festgestellt, dass Bereitschaftsdienst in Form persönlicher Anwesenheit am Arbeitsplatz Arbeitszeit ist. Quelle: Ver.di
[104] Stürmann, Pricewaterhousecoopers (PWC)2007

von ambulantem und stationärem Bereich.[105] Dieses Beispiel zeigt die Vorteile aus Sicht des Patienten, der tatsächlich eine Versorgung aus einer Hand erfährt, da für ihn die Unterschiede zwischen ambulanter und stationärer Versorgung, abgesehen vom Umfang der Behandlung, nicht mehr auszumachen sind, da er sich in beiden Fällen vom selben Personal und in denselben Räumlichkeiten behandeln lässt. Aus Sicht des Krankenhauses bietet dieses Szenario z.B. bei der Frage, ob ambulante oder stationäre Behandlung erforderlich ist, großes Potential. Als Beispiel kann die Notaufnahme am Krankenhaus aufgeführt werden. Regelmäßig werden dort Patienten als Notfälle eingeliefert, deren Behandlung jedoch mit ambulanten Versorgungsformen erbracht werden kann. Für diese Behandlung stehen ausschließlich teure, stationäre Ressourcen zur Verfügung, so dass in Zusammenhang mit der geringen Vergütung durch die Entlassung am Aufnahmetag in den seltensten Fällen eine kostendeckende Behandlung erfolgen kann.[106] Die Übertragung der Notfallbehandlung und der Entscheidung, ob ein Patient ambulant oder stationär behandelt werden muss, an ein MVZ führt zu einem am konkreten Behandlungsfall orientierten Ressourceneinsatz und erhöht damit die Wirtschaftlichkeit des Krankenhauses.[107] Nach STÜRMANN liegen die größten ökonomischen Potentiale eines MVZ in den folgenden Punkten:

- Kostendegressions- und Synergieeffekte durch gemeinsame Nutzung teurer medizinischer Infrastruktur sowie Personal
- Vermeidung von stationärer Fehlbelegung
- Qualitativ Verbesserte Patientenversorgung durch strukturierte ambulante Nachsorge und einheitlicher Dokumentation und der damit verbundenen Vermeidung von kostenintensiven Nachbehandlungen[108]

Hierbei, sowie bei allen Überlegungen der gemeinsamen Nutzung von Großgeräten des Krankenhauses, ist stets die förderrechtliche Problematik, die sich aus Landeskrankenhausgesetzen ergibt, zu bedenken. In nahezu allen Landesgesetzen finden sich Regelungen, wonach die ambulante Mitbenutzung von durch Fördermittel angeschafften Geräten zwar erlaubt ist, in den meisten Fällen jedoch einer Reduzierung oder Rückzahlung der Fördermittel zur Folge hat.[109]

[105] Altendorfer, Jensch Merk. 2004 S. 68
[106] Zwingel, Preißler 2005 S. 96
[107] ebenda
[108] Stürmann PWC 2007
[109] Zwingel Preißler 2005 S. 94

Dem Krankenhausträger wird eine sektorenübergreifende Konzeption möglich, die zu Synergieeffekten, Vermeidung von Doppeluntersuchungen und letztlich der teilweisen Aufhebung der Trennung von ambulanter und stationärer Versorgung führen wird.[110] Ein weiteres denkbares Modell wäre ein MVZ z.B. in Form eines von ALTENDORFER/JENSCH/MERK so genannten „Satelliten“ zu betreiben. In stark frequentierten Bereichen, wie etwa der Innenstadt, wird das MVZ betrieben, während das Krankenhaus in der Peripherie agiert. Auch so lässt sich der Patientenstrom vergrößern und leiten. Wird dieses Modell konsequent verfolgt, führt es zu einer durch das Krankenhaus gegründeten Betriebsgesellschaft, welche -zulassungsrechtliche Schranken beseitigt - eine Anzahl von MVZ an verschiedenen Standorten betreibt und durch optimierte Ressourcenlogistik und einer zentralen Verwaltung einen rentablen Zusatzbetrieb unterhält.

6.1.2 Finanzielle Aspekte

Die Einführung der DRG führt dazu, dass das Interesse der Krankenhäuser an der Verkürzung der stationären Behandlungsdauer und damit eine zunehmende Ausgliederung in den ambulanten Sektor stetig steigt. Dies ist jedoch nicht mit der Absicht gleichzusetzen, ambulante Behandlungen überhaupt nicht mehr erbringen zu wollen. Mit dem Betrieb eines MVZ, im Idealfall auf Krankenhausgelände, verfügt das Krankenhaus über ein Instrument, das solche Probleme lösen kann.[111] Einerseits gelangt es durch die (indirekte) Teilnahme an der ambulanten, vertragsärztlichen Versorgung zu einer Steigerung der Erlöse und des Patientenzuspruchs andererseits besteht die Möglichkeit durch den effizienten Ressourceneinsatz, die Ausgaben zu senken. Die ambulante Versorgung im Krankenhaus birgt ein großes Defizitpotential, da die erzielten Erlöse, die Kosten der Vorhaltung stationärer Ressourcen nicht decken. Durch den Betrieb eines MVZ kann sich das Krankenhaus auf die Kernkompetenz der vollstationären Behandlung konzentrieren und die Kapazitäten entsprechend optimieren.[112] In Folge verbesserter Auslastung der gemeinsam genutzten Geräte fallen als Konsequenz einer Fixkostenminderung niedrigere Prozess- und Stückkosten an. Derselbe Effekt kann durch die gemeinsame Nutzung von personellen wie infrastrukturellen Ressourcen erzielt werden. Vorteile bei Lieferanten durch höhere Bestellmengen fallen auf der Ausgabenseite zusätzlich ins Gewicht.

Zusammenfassend kann festgestellt werden, dass die Nutzung der in den letzten Jahren frei gewordenen Kapazitäten durch ein im Krankenhaus ansässiges MVZ zu einer höheren Gesamtauslastung führt. Vor diesem Hintergrund ist auch die Überlegung interessant, Stationen

---

[110] Nass 2007
[111] Zwingel Preißler 2005 S. 95
[112] Baumann 2006 S. 193

oder ganze Einrichtungen in ein MVZ umzuwandeln. Die grundsätzliche Tendenz zur Zentralisierung von Leistungserbringern zu immer größeren Einheiten macht diese Überlegung im Zusammenhang mit der daraus resultierenden Ausdünnung der Versorgungsstruktur zusätzlich attraktiv. Mit der Beteiligung nicht-ärztlicher Leistungserbringer besteht auch die Möglichkeit über Mieteinnahmen die defizitär arbeitenden kleinen Einheiten effizienter zu gestalten.

6.2 Probleme bei der Gründung durch ein Krankenhaus

Es gibt eine Reihe von Problemen und rechtlichen Hürden, welche die Krankenhäuser bisher davon abgehalten haben, ein MVZ zu gründen. Einige dieser juristischen Grauzonen wurden mit dem VÄndG beseitigt. Hier sind vor allem die Klarstellung des Begriffs „fachübergreifend" sowie die Feststellung, nach der eine Doppelanstellung am Krankenhaus sowie im MVZ möglich ist, zu nennen. Dennoch bleiben einige Aspekte ungeklärt. Vor allem die Abrechnungsproblematik, sowie die Frage, ob innerhalb eines MVZ Überweisungen notwendig sind.

Über die Probleme, die speziell aus Sicht eines Krankenhauses auftreten, gibt es genaue Analysen. So gaben bei einer Umfrage im Jahre 2006 45,8 % der befragten Krankenhäuser die geltenden Zulassungssperren für bestimmte Fachgebiete als Grund an, warum sie nicht die Absicht haben, ein MVZ zu gründen.[113] Neben steuerlichen und finanzierungstechnischen Problemen stellen die zuständigen KV´en eine gewisse Hürde dar. Als wichtigster Punkt nach den Zulassungssperren gelten jedoch die niedergelassenen Ärzte. 31,7 % der gründungswilligen Krankenhäuser gaben an, auf starke Widerstände seitens der Vertragsärzte zu stoßen. So ist auch nicht verwunderlich, dass bei rund 57 % derjenigen Krankenhäuser, die ihre Planungen diesbezüglich eingestellt haben, der Widerstand der niedergelassenen Ärzteschaft dafür verantwortlich war.[114] Aus Sicht der niedergelassenen Ärzte ist diese Abwehrhaltung zunächst nachvollziehbar. Sehen sie sich doch als Einzelpraxis der übermächtigen Gestalt eines Klinikums mit all seiner finanziellen und logistischen Übermacht mangels implementierten Wettbewerbsrechts[115] schutzlos entgegengestellt. Interessanterweise berichten dagegen nur 25 % der Krankenhäuser, die bereits ein MVZ gegründet haben, von Problemen mit den Vertragsärzten. Deren Hauptproblem im Zusammenhang mit der Fortentwicklung der Versorgungsstrukturen liegt darin begründet, dass sie befürchten, in einen Wettbewerb mit anderen, besser positionierten und finanziell potenteren Leistungserbringern gedrängt zu werden, wobei die Krankenhäuser traditionell die „Inkarnation des be-

[113] Krankenhausbarometer 2006 Deutsches Krankenhaus Institut
[114] Krankenhausbarometer 2006 Deutsches Krankenhaus Institut
[115] Pelleter, Sohn Schöffski 2005 S. 129

drohlichen Feindbildes" darstellen.[116] Es ist auch zu beobachten, dass Gründungsabsichten eines Krankenhauses bei den im jeweiligen Einzugsbereich liegenden Vertragsärzten häufig reflexartige Schutzmechanismen auslösen, da man sich in seiner langfristigen Existenz bedroht fühlt.[117] So kam es in mehr als einem Fall durch die geschlossene Abwehrfront der niedergelassenen Ärzteschaft zu handfesten Streitigkeiten. In Braunschweig beispielsweise eskalierte die Situation dergestalt, dass der Haus- und Facharztverband zum Boykott des vom Klinikum Braunschweig gegründeten MVZ aufrief.[118] Im Süddeutschen Raum kam es aufgrund gleichlautender Androhungen der Ärzte zu einem Stopp der Planungen für ein MVZ.[119]

Zukünftig dürften die konkreten Planungen für ein MVZ jedoch verstärkt an Vortrieb gewinnen, denn viele Krankenhäuser haben bereits fertige Pläne vorzuweisen, die bis jetzt aus Rücksicht auf die zuweisenden Ärzte noch nicht verwirklicht wurden.[120] Aufgrund der durch das VÄndG beschlossenen Liberalisierungen im Hinblick auf die Beschäftigung von Ärzten in MVZ und Krankenhaus gleichzeitig ergeben sich nun auch rechtlich sichere Vorteile bei der Stellenplanung.

7. Steuerliche Betrachtungen

Das Thema Steuern spielt besonders bei der Wahl der Rechtsform des MVZ und bei der Überlegung, ob ein von einem Krankenhaus betriebenes MVZ als steuerbegünstigter Zweckbetrieb geführt werden kann, eine wichtige Rolle. Darüber hinaus ist die Steuerproblematik ein sehr komplexes Gebiet. Im Folgenden wird daher vorrangig auf die unterschiedlichen Steuerarten und ihre Vorkommen in der jeweiligen Rechtsgestalt eingegangen.

7.1 Grundlagen

Durch § 95 Abs. 3 SGB V ist es den MVZ möglich, jede zugelassene Organisationsform zu wählen. Die Wahl der Rechtsgestalt führt in den meisten Fällen zu einer unterschiedlichen Behandlung was die steuerliche Belastung angeht. Deswegen ist bei der Gründung eines MVZ stets zu beachten, welche steuerlichen Konsequenzen durch die Wahl der Rechtsform zu erwarten sind. Die zu beachtenden Steuern sind diejenigen, welche durch Erbringung von

---

[116] Pelleter, Sohn Schöffski 2005 S 130 i. V. m. dem aus der Zeitung „Ärztliche Praxis" 13.07.2004 entnommenen Zitat

[117] Denzer 2006 Vortrag beim Deutschen Krankenhaustag

[118] Beneker 2007 Ärzte Zeitung

[119] Denzer 2006 a.a.O.

[120] Frank Bausch, KV Nordrhein entnommen aus „deutsches Ärzteblatt" 103 Ausgabe 45 10.11.2006

Leistungen am Patienten durch das MVZ entstehen.[121] Hauptsächlich sind dies Gewerbesteuer, Einkommensteuer und Umsatzsteuer.

7.2 Gewerbesteuer

Als Hauptkriterium gilt bei der Gewerbesteuer die Rechtsform. Ist das MVZ in der Gestalt einer Kapitalgesellschaft organisiert, besteht laut Gesetz grundsätzlich eine Gewerbesteuerpflicht.[122] Ausnahmen hiervon sind in § 3 Nr. 20d GewStG aufgeführt. Danach kommt es zu einer Steuerbefreiung, wenn es sich bei dem steuerpflichtigen Subjekt um eine Einrichtung zur Erbringung ambulanter Pflege kranker und pflegebedürftiger Personen handelt. Die Pflegekosten müssen dabei zu mindestens 40 % von gesetzlichen Trägern der Sozialversicherung ganz oder zum überwiegenden Teil getragen worden sein.[123] Die Literatur schließt diese Ausnahmen jedoch mit der Begründung aus, dass es sich bei den im MVZ erbrachten Leistungen nicht um ambulante Pflegedienste, wie es das Gesetz fordert, handelt.[124] Somit bleibt ein MVZ in der Form einer Kapitalgesellschaft grundsätzlich immer gewerbesteuerpflichtig.

Die ärztliche Tätigkeit ist aufgrund des freiberuflichen Charakters und der damit verbundenen Einstufung in § 18 EStG gewerbesteuerfrei. Demnach unterliegt ein MVZ in der Form einer Personengesellschaft nicht der Gewerbesteuer so lange die Beteiligten Leistungserbringer ausschließlich der Gruppe der freiberuflich Tätigen zuzurechnen sind, deren Tätigkeit nach § 18 EstG als nicht gewerblich behandelt wird. Mit anderen Worten, es ist keine Gewerbesteuer zu entrichten, so weit nur Ärzte im MVZ tätig sind. Dennoch gibt es zwei denkbare Szenarien, nach denen das MVZ steuerpflichtig wird: Entweder durch die Beteiligung von Kapitalgesellschaften an der Betriebsgesellschaft des MVZ oder durch die Beteiligung von gewerblich Tätigen.

Sollte das in Form einer GbR von Ärzten betriebene MVZ in Kooperation mit einem Krankenhaus treten, so kommt es zu einer Gewerbesteuerpflicht, da eine GbR von Freiberuflern unter Beteiligung einer Kapitalgesellschaft stets gewerbesteuerpflichtig ist.[125] Weiter besteht durch die Beteiligung von gewerblich Tätigen am MVZ die Gefahr der *Infektion*. Laut dieser, im Steuerrecht so genannten *Infektions-* oder *Abfärbetheorie*, kommt es zu einer Steuerpflicht, wenn gewerbliche und freiberufliche Leistungen in räumlichem Zusammenhang angeboten werden. Um der Gefahr der Infektion zu entgehen, ist es notwendig, die ärztlichen

---

[121] KBV 2006
[122] § 2 Abs. 2 Satz 1 GewStG
[123] § 3 Nr 20d GewStG
[124] Vgl. Altendorfer, Jensch, Merk 2004 S. 80 Pelleter, Sohn, Schöffski 2005 S. 87
[125] Pelleter Sohn, Schöffski m. Bezug auf BFH Beschluss vom 3. Dezember 2003 AZ IV B 192/03

Leistungen strikt getrennt von den gewerblichen Leistungen zu erbringen und auch in der Abrechnung separat zu behandeln. Diese Regelung ist insofern bemerkenswert, als der Gesetzgeber eine Beteiligung nicht-ärztlicher Leistungserbringer in der Form einer Kapitalgesellschaft ausdrücklich erlaubt und somit die Problematik der Gewerbesteuer in vielen Fällen auftreten dürfte. Der damit verbundene verwaltungstechnische Aufwand, um dieser Steuerpflicht zu entgehen, steht ebenfalls im Gegensatz zu dem von der Legislative proklamierten Bürokratieabbau.

7.3 Einkommensteuer/Körperschaftsteuer

Auch hier kommt der Wahl der Rechtsform eine große Bedeutung zu. Kapitalgesellschaften werden als eigenständiges Steuersubjekt betrachtet und somit nach dem Körperschaftsteuergesetz besteuert, während bei Personengesellschaften die Versteuerung auf der Ebene der Gesellschafter selbst vorgenommen wird.[126] Das heißt, der von der Gesellschaft ausgeschüttete Gewinn wird nach den für den einzelnen Gesellschafter gültigen Einkommensteuergesetzen versteuert. Die Literatur ist sich hier einig, dass die Rechtsform einer Personengesellschaft in Hinblick auf die Einkommensteuer/Gewerbesteuer in den meisten Fällen vorteilhafter sein wird.[127]

7.4 Umsatzsteuer

Im Gegensatz zur Gewerbe- und Einkommensteuer kommt es bei der Umsatzsteuer nicht auf die Rechtsform der Gesellschaft an.[128] Somit sind auch Leistungen von Kapital- und Personengesellschaften, die heilberufliche Leistungen erbringen, steuerbefreit. Die Rechtsprechung sieht auch vor, dass nicht mehr die berufsrechtliche Qualifikation aller Gesellschafter gefordert, sondern allein auf die Art der Tätigkeit der Gesellschaft abgestellt wird.[129] Abgesehen davon ist gemäß § 4 Nr. 14 UStG die ärztliche Tätigkeit von der Umsatzsteuer befreit. Aufgrund europäischer Rechtssprechung wurde der Begriff der ärztlichen Tätigkeit enger ausgelegt.[130] Demnach sind Leistungen eines Arztes nur dann steuerfrei, wenn sie der medizinischen Betreuung von Personen durch das Diagnostizieren und Behandeln von Krankheiten oder anderen Gesundheitsstörungen dienen. Da sich dieses Urteil im Wesentlichen auf „medizinfremde" Tätigkeiten, wie die Erstellung von Gutachten o. ä. bezieht, hat das Finanzministerium folgerichtig eine Klarstellung entsprechend der obigen Darstellung herausgegeben. So wird entschieden, dass sowohl Leistungen eines MVZ – unabhängig von des-

---

[126] Altendorfer, Merk, Jensch 2004 S. 80
[127] Vgl. Pelleter, Sohn, Schöffski 2005 S. 88 Altendorfer, Merk, Jensch 2004 S. 80
[128] Wulf Scheffbuch 2006
[129] ebenda
[130] KBV 2006 i. V. m. Urteil des EuGH vom 14.09.2000 Rechtssache C-384/98

sen Rechtsform – als auch die Leistungen der an einem MVZ selbständig tätigen Ärzte gem. § 4 Nr. 14 UStG von der Umsatzsteuer befreit sind.[131] Somit ist das MVZ bei der Erbringung seiner charakteristischen Leistungen (Behandlung von Patienten) von der Umsatzsteuer befreit. Dagegen ist die Erstellung von Gutachten oder wissenschaftliches Arbeiten keine ärztliche Tätigkeit und hat somit eine Umsatzsteuerpflicht zur Folge.[132]

7.5 MVZ als steuerbegünstigter Zweckbetrieb

Ein Sonderfall ergibt sich bei der Beteiligung eines Krankenhauses an einem MVZ. Die Überlegung, ob es sich bei einem MVZ unter der Beteiligung eines Klinikums um einen steuerbegünstigten Zweckbetrieb nach § 65 AO handeln kann, kommt regelmäßig dann zum Tragen, wenn das MVZ in einer Gesellschaft betrieben wird, deren Anteile von einer gemeinnützigen Körperschaft gehalten wird oder wenn das MVZ unselbständig von einer solchen betrieben wird. Als relevante gemeinnützige Körperschaft kommt hier vor allem das Krankenhaus in Betracht.

7.5.1 MVZ als unselbständige Einheit innerhalb einer gemeinnützigen Körperschaft

Wenn das MVZ als unselbständige Einheit auf Ebene einer gemeinnützigen Körperschaft betrieben wird, stellt sich die Frage, welcher steuerlichen Vermögenssphäre es zuzuordnen ist. Die Zuordndung kann einerseits zum steuerbegünstigten ideellen bzw. vermögensverwaltenden Bereich sowie Zweckbetrieb erfolgen oder andererseits zum steuerpflichtigen wirtschaftlichen Geschäftsbetrieb. Die Zuordnung zur steuerbefreiten ideellen bzw. vermögensverwaltenden Sphäre ist ausgeschlossen.[133] Nach § 65 AO gilt eine Einrichtung dann als Zweckbetrieb, wenn

- der wirtschaftliche Geschäftsbetrieb (des MVZ) in seiner Gesamtrichtung dazu dient, die steuerbegünstigten satzungsmäßigen Zwecke der Körperschaft (Krankenhaus) zu verwirklichen,
- die Zwecke nur durch einen solchen Geschäftsbetrieb erreicht werden können und

[131] DKG in Bezug auf das Schreiben des Finanzministeriums v. 15.06.2006 AZ: IV A 6 – S 7170 – 39/06
[132] Wulf Scheffbuch 2006 Eine Zusammenfassung umsatzsteuerrelevanter Leistungen haben KBV und BÄK im Deutschen Ärzteblatt 2005 Ausgabe 5 veröffentlicht.
[133] Boehmer 2007 Pricewaterhouse (PWC)

- der wirtschaftliche Geschäftsbetrieb zu nicht begünstigten Betrieben derselben oder ähnlicher Art nicht in größerem Umfang in Wettbewerb tritt, als es bei Erfüllung der steuerbegünstigten Zwecke unvermeidbar ist.[134]

Nach Ansicht der Oberfinanzdirektion (OFD) Frankfurt/Main erfüllt ein MVZ diese Voraussetzungen nicht.[135] Allerdings kann ein MVZ in dieser Konstellation auch dem allgemeinen Krankenhauszweckbetrieb[136] zugeordnet werden. Analog einer Institutsambulanz, welche ebenfalls zum allgemeinen Zweckbetrieb eines Krankenhauses gehört.[137] Unabhängig davon definieren die §§ 66 – 68 AO bestimmte Betriebe per Gesetz als ertragssteuerbefreite Zweckbetriebe. Laut OFD fällt ein MVZ in den Geltungsbereich einer solchen Sonderregelung, nämlich unter § 66 AO, nach dem ein MVZ als Einrichtung der Wohlfahrtspflege gilt.[138] Jedoch nur dann, wenn alle in § 66 AO genannten Voraussetzungen erfüllt sind. Vor allem § 66 Abs. 1 und Abs. 3 AO, wonach die Einrichtung in besonderem Maße der in § 53 AO genannten Personen zu mindestens zwei Dritteln dient. Dabei handelt es sich um Personen, die infolge ihres körperlichen, geistigen oder seelischen Zustandes auf die Hilfe anderer angewiesen sind.[139] Diese Kriterien erfüllt ein MVZ unbestritten. Bei § 66 AO handelt es sich um eine Spezialvorschrift (lex specialis), die neben diejenige in § 65 AO genannte Allgemeinvorschrift (lex generalis) tritt. Als Folge müssen die in § 65 AO genannten Voraussetzungen nicht erfüllt sein Demnach kann ein MVZ die Steuerbegünstigungen gemäß § 66 AO in Anspruch nehmen.[140]

7.5.2 Medizinischres Versorgungszentrum als selbständige Gesellschaft unter Beteiligung einer gemeinnützigen Körperschaft

Wenn das MVZ als selbständige Gesellschaftsform betrieben wird, an der ein gemeinnütziger Rechtsträger die Anteile hält, ist die Gesellschaft gemäß den oben genannten Ausführungen ebenfalls als steuerbegünstigt einzustufen.

Die steuerlichen Auswirkungen auf die anteilshaltenden Rechtsträger (Krankenhaus) sind von einer Vielzahl von Faktoren abhängig, deren genaue Untersuchung weder für notwendig erachtet wird noch besonders spannend sein dürfte. Zusammenfassend ist zu dieser Koope-

---

134 § 65 AO
135 OFD Verfügung vom 26. September 2006 – S 0184 A – 11 – St 55
136 Vgl. § 67 AO
137 Boos, Pulle, Pitsch Reifig 2005 BPG mbH
138 § 66 Abs 2 AO
139 § 53 Abs. 1 AO
140 Boehmer Pricewaterhousecoopers (PWC) 2007 i. V. m. d. Verfügung der OFD Frankfurt/Main vom 26.09.2006 S 0184 A – 11 – St 53

ration zu sagen, dass von einer ertragsteuerfreien Vermögensverwaltung ausgegangen werden kann, sofern der Rechtsträger keinen maßgeblichen Einfluss auf die Geschäftsführung der MVZ-Gesellschaft ausübt.[141] Also ist auch hier eine Steuerbegünstigung zu erwarten.

8. Schritte zur Gründung eines Medizinischen Versorgungszentrums unter Trägerschaft eines Klinikum der Zentralversorgung

In diesem Kapitel soll die Umsetzung der vorher erarbeiteten, theoretischen Grundlagen anhand eines beispielhaften Klinikums skizziert werden. Einzelne Besonderheiten, die von den individuellen Bedingungen vor Ort abhängen, sollen ebenso beleuchtet werden.

Das Beispiel-Klinikum möchte die erweiterte Versorgungsform nutzen und in absehbarer Zeit ein MVZ auf dem Klinikgelände gründen. Es handelt sich um ein Klinikum der Zentralversorgung mit den Schwerpunkten Neurochirurgie, Unfallchirurgie und Onkologie. Es ist ein Haus mit 1084 Betten in dem jährlich 40.000 stationäre und 80.000 ambulante Behandlungen durchgeführt werden.

8.1 Gegebenheiten

Mit der Erweiterung der Versorgungsstruktur ist es den Krankenhäusern möglich, in Form eines MVZ an der ambulanten Versorgung vermehrt teilzunehmen. Um dieses Potential nicht ungenutzt zu lassen planen 43,3 % der Krankenhäuser die Gründung eines MVZ.[142] (zu den Gründen siehe Kap. 6.1). Als Grund hierfür, spielt das vom Gesetzgeber beabsichtigte Ende der Zulassungsplanung zum Jahre 2011 eine wichtige Rolle. Demnach soll die KV als Planungsinstanz zur Steuerung des Niederlassungsverhaltens wegfallen, stattdessen soll die Ärzteschaft allein für ihr wirtschaftliches Fortbestehen über den Wettbewerb am Markt sorgen.[143] Als Konsequenz ist zu erwarten, dass die Einzelpraxis endgültig ausgedient hat, so dass ein niedergelassener Arzt nur noch in Verbindung mit anderen Ärzten oder Leistungserbringern in der Lage sein wird, auf wirtschaftlich sicheren Beinen zu stehen. Vor diesem Hintergrund versucht sich das Klinikum einen Wettbewerbs- und Standortvorteil zu schaffen, indem es frühzeitig auf diese Verhältnisse hinarbeitet, wenn auch die jetzigen Planungen eine Kooperation mit niedergelassenen Ärzten ausschließen. Sicher ist dabei, dass ein an einem wirtschaftlich etablierten Betrieb wie dem Klinikum angeschlossenes MVZ eher in der

---

[141] Boehmer 2007 PWC
[142] Stand 2005 Quelle: DKI
[143] § 73 K Nr. 7 GKV-Wettbewerbsstärkungsgesetz

Lage sein wird, an einem *freien Markt der niedergelassenen Ärzte*, zu bestehen, als eine Einzelpraxis. Darüber hinaus besteht für das Beispiel-Klinikum nicht mehr die Möglichkeit, den stationären Betrieb auszuweiten. Mit den vorhandenen Schwerpunkten sowie der Bildung von diversen Zentren (Brust- Kontinenz- Schlaganfallzentrum) sind die Potentiale des stationären Sektors erschöpft, so dass eine Orientierung in den ambulanten Bereich als einzige Möglichkeit in Frage kommt, um auf der Einnahmenseite Verbesserungen zu erreichen. Kooperationen in den anderen Sektoren, wie beispielsweise Rehabilitation oder Altenpflege, kommen wegen der großen und inzwischen etablierten Konkurrenz vor Ort nicht in Betracht.

8.2 Fachgebiete

Das Klinikum hat sich für die Fachgebiete Pathologie, Strahlentherapie und Neurochirurgie entschieden. Für alle drei Fachgebiete gibt es in dem betreffenden Planungsbereich keine Zulassungsbeschränkung sowie keine niedergelassenen Fachärzte zu dem das MVZ in Konkurrenz treten könnte. Diese Kombination ist einerseits deswegen sinnvoll, da das Potential einer Pathologie in Verbindung mit einer Strahlentherapie sehr gut genutzt werden kann (Gewebeuntersuchungen), andererseits besteht mangels Zulassungssperren und Konkurrenz geringes Konfliktpotential bei der Gründung. Die Leitung dieser Fachgebiete wird von den derzeit in der Klinik angestellten Chefärzten der Fächer übernommen. Da das MVZ als unselbständige Organisationseinheit Teil des Klinikums ist, ergeben sich bezüglich der gleichzeitigen Anstellung im Klinikum und im MVZ keine Probleme. Die ärztliche Leitung des MVZ wird zunächst von der Geschäftsleitung des Klinikums, welche auch Geschäftsleitung des MVZ sein wird, für zwei Jahre bestimmt, soll jedoch anschließend von den Ärzten kooperativ bestimmt werden. Die Einbeziehung weiterer, nicht ärztlicher Leistungserbringer wurde zunächst verworfen, soll aber nach erfolgter Gründung und Etablierung wieder aufgegriffen werden. Hierbei steht vor allem die Physiotherapie zur Diskussion.

8.3 Organisationsform

Beabsichtigt ist, das MVZ als unselbständige Organisationseinheit in den Klinikbetrieb zu integrieren. Es ist damit vergleichbar mit einer Institutsambulanz oder einer Abteilung innerhalb der Klinikorganisation. Voraussetzung hierfür ist die strikte Trennung zwischen den stationären und den ambulant erhobenen Daten. Es muss sichergestellt werden, dass der eine Bereich von dem jeweils anderen sowohl in der Abrechnung als auch in der Diagnostik getrennt bleibt. Für diese Organisationsform hat man sich deswegen entschieden, da hier keine gesonderte Organisationseinheit gegründet werden muss und die Ausgestaltung bezüglich Personal und Abrechnung einfacher zu handhaben ist. Steuerrechtlich hat dies zur Folge, dass das MVZ genauso steuerbegünstigt ist, wie das Krankenhaus selbst.

8.4 Zusammensetzung

Das MVZ wird in den Bereichen Strahlentherapie, Neurochirurgie sowie Pathologie aktiv werden. Diese Fachgebiete sind in diesem Planungsbereich nicht gesperrt. Niedergelassene Ärzte dieser Fachgebiete gibt es nicht, womit ein gewisses Konfliktpotential im Vorfeld ausgeschlossen ist. Da es sich bei der gewählten Organisationsform um eine unselbständige Organisationseinheit handelt, die Teil der Klinik ist, kommt ausschließlich die Anstellung von Ärzten in Frage. Die Zahl der angestellten Ärzte ist noch nicht abschließend geplant. Voraussichtlich werden es 5 – 8 sein. Das übrige Personal wird ebenso wie die Ärzte bei der Klinik-GmbH angestellt sein. Im Rahmen der Kostenstellenrechnung wird die im MVZ geleistete Arbeit ermittelt; genauso wie die durch das MVZ erzielten Erlöse auf diese Weise verrechnet werden. Die Abrechnung gegenüber der KV erfolgt analog der eines selbständigen MVZ: Das MVZ wird in den Räumlichkeiten des Klinikums untergebracht; auch hierbei spielt die unselbständige Organisationseinheit eine Rolle, da es unter diesen Umständen keine Mieteinnahmen oder dergleichen geben kann. Besonders zu beachten ist, dass das MVZ als im ambulanten Sektor tätige Organisationseinheit die durch das Krankenhausfinanzierungsgesetz zur stationären Versorgung geförderten Einrichtungen des Klinikums nicht benutzen darf.

8.5 Zulassungsverfahren

Das Zulassungsverfahren gestaltet sich sehr schwierig und langwierig. Es besteht der Eindruck, dass die zuständige KV mit teilweise willkürlich anmutenden Anforderungen versucht, die Gründung so kompliziert wie möglich zu machen. Neben der Tatsache, dass die KV alle Verträge der angestellten Ärzte einsehen möchte, wird gefordert, die Original-Approbation der Ärzte vorzulegen, sowie alle weiteren Urkunden und Nachweise im Original. Die Bereitschaft des Arztes, seine Zulassung im Original für unbestimmte Zeit herauszugeben ist verständlicherweise gering. Wie alle anderen MVZ muss auch das Klinik-MVZ eine selbstschuldnerische Bürgschaft bei der KV vorlegen. Bisher ist nicht geklärt, wer zu dieser Bürgschaft berechtigt ist. Die Klinik GmbH oder das Land bzw. die Stadt als Träger selbiger. Wahrscheinlich wird die Klinik-GmbH nicht ausreichen, so dass auf die Träger zurückgegriffen werden muss, bei denen davon auszugehen ist, dass eine solche Bürgschaft nicht ohne weiteres abgegeben wird. Die Trennung der Dokumentation sowie der Abrechnung zwischen MVZ und Klinik muss gegenüber der KV ebenfalls belegt werden. Das dürfte durch die EDV (getrennte Nummernkreise der Behandlungsfälle) zu den geringeren Problemen führen. Zu all diesen Berührungspunkten zwischen Klinik und KV kommen insbesondere noch die niedergelassenen Ärzte und ihre Bedenken. Um schon im Vorfeld eventuell entstehenden Problemen zu begegnen, wird quartalsweise eine Sitzung mit den niedergelassenen Ärzten abgehalten, um diesen die laufende Entwicklung darzustellen und um Gelegenheit zum Austausch von Interessen zu geben. Hauptkritikpunkt der Ärzte ist auch hier das befürchtete Eindringen in den hausärztlichen Bereich; weniger zum momentanen Zeitpunkt, denn Pathologie, Strahlentherapie und Neurochirurgie sind keine Fächer, die in Konkurrenz zu niedergelassenen Hausärzten stehen. Die Befürchtungen gehen vielmehr in die Zukunft. Es wird generell eine Ausweitung der Zulassungen des MVZ in den klassischen hausärztlichen Bereich befürchtet. Ob diese Befürchtungen berechtigt sind oder nicht, kann erst die Zukunft zeigen. Vor dem Hintergrund der gesetzlichen Entwicklungen liegen die Ärzte damit vermutlich nicht ganz falsch.

9. Fazit

Die neue Versorgungsform der MVZ ist nicht das Allheilmittel für die Probleme des Gesundheitswesens. Es stellt jedoch eine Form der Versorgung dar, die Potential sowohl im medizinischen als auch im wirtschaftlichen Sektor bietet. Die medizinischen Vorteile liegen in der Verzahnung von verschiedenen Fachgebieten und die daraus resultierende Möglichkeit, effektive Behandlungspfade zu entwickeln. Die vereinfachte Konsultation anderer Fachärzte und damit die Vermeidung von Doppeluntersuchungen tragen dazu bei. Die wirtschaftlichen Vorteile liegen in der Optimierung der eingesetzten Ressourcen sowie in der durch die Größe einer Organisationseinheit verringerten Fixkosten pro Fall. Darüber hinaus bietet das MVZ den Ärzten die Möglichkeit, die administrativen Aufgaben einer zentralen kaufmännischen Leitung zu überlassen und sich stattdessen den medizinischen Belangen zu widmen. Für junge Ärzte bietet die Form des MVZ besonderen Anreiz, denn das finanzielle Risiko ist im Gegensatz zu einer Einzelpraxisgründung weitaus geringer, bietet aber aus Sicht des Arztes dieselben Vorteile wie z.B. die selbständige, eigenverantwortliche Tätigkeit. Durch die flexible Arbeitszeitgestaltung gibt das MVZ auch jungen Eltern oder Wiedereinsteigern die Möglichkeit, selbständig in einer Praxis tätig zu sein, was bei einer Einzelpraxis undenkbar wäre. Für die Patienten bietet sich bei entsprechender Ausgestaltung die Möglichkeit, alle ihre medizinischen Bedürfnisse an einem Ort und in kurzer Zeit abzudecken. Gerade für ältere Patienten, deren Zahl in den nächsten Jahren deutlich steigen wird, ist diese Form der Versorgung attraktiv.

Durch die gesetzlichen Entwicklungen in den letzten 12 Monaten, insbesondere durch das VÄndG und die Änderungen der MBO-Ä, sind die rechtlichen Probleme bei der Gründung eines MVZ weniger geworden. Dennoch bleiben einige Unwägbarkeiten bestehen, die zu verhaltenem Gründungswillen beitragen, hier insbesondere die Abrechnungsproblematik. Die Potentiale eines MVZ bezüglich der Einbeziehung nicht medizinischer Leistungserbringer oder der sektorenübergreifenden Zusammenarbeit werden zu selten genutzt, so dass ein MVZ in vielen Fällen nichts weiter als eine umgewandelte Gemeinschaftspraxis ist, die weit hinter den vom Gesetzgeber gewollten Verbesserungen zurückbleibt.

Für die Krankenhäuser bietet die Form des MVZ eine attraktive Möglichkeit, das Leistungsspektrum auszuweiten. Die geschilderten Probleme mit den niedergelassenen Ärzten und den KV'en sind Gründe für eine noch verhaltene Bereitschaft zur Gründung. Bei Krankenhäusern spielt darüber hinaus nicht die Wirtschaftlichkeit oder gar die optimierte Patientenversorgung die Hauptrolle, sondern vor allem die Sicherung des Standorts in Hinblick auf die Konkurrenz zu niedergelassenen Ärzten. Die Zahl der gegründeten MVZ unter Beteiligung eines Krankenhausträgers lag im Juli 2006 bei 145. Dies entspricht einem Drittel der insgesamt gegründeten MVZ; bezogen auf die Krankenhäuser verfügen erst deutlich unter 10 % über ein MVZ.[144]

[144] Quelle: KBV

Das MVZ bietet bei optimaler Ausgestaltung der Fachrichtungen sowie der Einbeziehung nicht ärztlicher Leistungserbringer und der intersektoralen Zusammenarbeit ein großes medizinisches und ökonomisches Potential. Dieses zu nutzen ist Ziel der jeweiligen Verantwortlichen. Ob diese Versorgungsform ein Erfolg wird oder hinter den Erwartungen und Möglichkeiten zurück bleibt, wie andere einst innovative Versorgungsformen, wie etwa die integrierte Versorgung oder die Praxisnetze, bleibt abzuwarten.

Literaturverzeichnis:

Altendorfer, R. Merk, W. Jensch, I
Das Medizinische Versorgungszentrum
Rechtliche, wirtschaftliche und steuerliche Grundlagen eins MVZ
Medizinrecht.de Verlag Frankfurt/Main 2004

Beneker, C
Ärger über Medizinisches Versorgungszentrum – Niedergelassenen streiten sich mit städtischer Klinik
Aus Ärzte-Zeitung 11.01.2007

Baumann, L.
Bettenauslastung in den meisten Fachabteilungen der Krankenhäuser trotz Bettenabbau rückläufig
Statistisches Monatsheft Baden-Württemberg 2/2006

Baumann, M.
Medizinische Versorgungszentren und Integrationsversorgung
Beiträge zur effizienten Leistungserbringung im Gesundheitswesen?
P.C.O. Verlag Bayreuth 2006

Behnsen, E
Medizinische Versorgungszentren – die Konzeption des Gesetzgebers Teil I
„Das Krankenhaus“ Ausgabe 08/2004

Behnsen, E
Medizinische Versorgungszentren – die Konzeption des Gesetzgebers Teil II
„Das Krankenhaus“ Ausgabe 09/2004

Boehmer, T.
Medizinisches Versorgungszentrum als steuerbegünstigter Zweckbetrieb
Price Waterhouse Coopers (PWC Wirtschaftsprüfungsgesellschaft) Februar 2007

Boos, M. Pulle, O. Pitsch, G. Reifig, S.
Steuerliche und rechtliche Veränderungen - Gemeinnützigkeitsrecht
Wirtschaftsprüfungsgesellschaft BPG Dezember 2005

Bundesministerium für Gesundheit und Soziales (BMGS) Redaktionsbüro Gesundheit
Medizinische Versorgungszentren – Fragen und Antworten
BMGS 2006

Bundesministerium für Gesundheit und Soziales (BMGS) Redaktionsbüro Gesundheit
Medizinische Versorgungszentren – das Wichtigste im Überblick
BMGS 2006

Denzer, A
Medizinische Versorgungszentren 2006 – eine Bestandsaufnahme
Vortrag beim „29. Deutschen Krankenhaustag" November 2006

Deutscher Bundestag Drucksache 15/1525
Gesetzentwurf der Fraktionen SPD, CDU/CSU und BÜNDNIS 90/DIE GRÜNEN Entwurf eines Gesetzes zur Modernisierung der gesetzlichen Krankenversicherung (GKV-Modernisierungsgesetz – GMG)
Berlin 2003

Deutsches Krankenhaus Institut (DKI)
Krankenhausbarometer
DKI 2004

Deutsches Krankenhaus Institut (DKI)
Krankenhausbarometer
DKI 2005

Deutsches Krankenhaus Institut (DKI)
Krankenhausbarometer
DKI 2006

Deutsche Krankenhausgesellschaft (DKG)
Gesetz zur Änderung des Vertragsarztrechts und anderer Gesetze
DKG 2007

Kassenärztliche Bundesvereinigung
Medizinische Versorgungszentren – Sieben Bausteine für die erfolgreiche Gründung und den Betrieb eines MVZ
KBV 2006

Kassenärztliche Vereinigung(KV) Hessen
Checkliste zur Gründung Medizinischer Versorgungszentren gemäß
§ 95 Abs.1 SGB V
KV Hessen April 2005

Nass, M.
Gründung Medizinischer Versorgungszentren (MVZ) Voraussetzungen, Rechtsformen, Trägerschaft
Aus 123recht.net -print- November 2004

Orlowski, U. Halbe, B. Karch, T.
Vertragsarztrechtsänderungsgesetz (VÄndG) Chancen und Risiken
Verlagsgruppe Hüthig, Jehle, Rehm GmbH Heidelberg 2007

Pelleter, J. Sohn, S. Schöffski, O
Medizinische Versorgungszentren Grundlagen, Chancen und Risiken einer neuen Versorgungsform
Universität Erlangen Lehrstuhl für Gesundheitsmanagement 2005

Stürmann, H.
Medizinisches Versorgungszentrum – Modeerscheinung oder nachhaltiger Trend?
Price Waterhouse Coopers (Wirtschaftsprüfungsgesellschaft) Februar 2007

Zwingel, B./Preißler, R
Das Medizinische Versorgungszentrum
Rechtliche Rahmenbedingungen für Gründung und Betrieb
Deutscher Ärzte-Verlag Köln 2005

Internet:

www.pxc.de
www.kbv.de
www.aerzteblatt.de
www.bmg.bund.de
www.die-gesundheitsreform.de